气象为新农村建设服务系列丛书

农村常见病与气象

曾强吾 李建中 编著

气象出版社

图书在版编目(CIP)数据

农村常见病与气象/曾强吾,李建中编著. —北京:气象出版社,2008.1(2015.9重印)

(气象为新农村建设服务系列丛书)

ISBN 978-7-5029-4371-4

Ⅰ.农… Ⅱ.①曾…②李… Ⅲ.①气候影响-健康②农村-常见病-防治 Ⅳ.R122.2 R4

中国版本图书馆 CIP 数据核字(2007)第 152809 号

出版发行:	气象出版社
地 址:	北京市海淀区中关村南大街 46 号
邮政编码:	100081
网 址:	http://www.qxcbs.com
E-mail:	qxcbs@cma.gov.cn
电 话:	总编室 010-68407112,发行部 010-68409198
总 策 划:	刘燕辉 陈云峰
策划编辑:	崔晓军 王元庆
责任编辑:	崔晓军
终 审:	陆同文
封面设计:	郑翠婷
责任技编:	刘祥玉
责任校对:	牛 雷
印 刷 者:	北京奥鑫印刷厂
开 本:	787 mm×1 092 mm 1/32
印 张:	3
字 数:	67 千字
版 次:	2008 年 1 月第 1 版
印 次:	2015 年 9 月第 10 次印刷
印 数:	75 801~78 800
定 价:	10.00 元

本书如存在文字不清、漏印以及缺页、倒页、脱页等,请与本社发行部联系调换

《气象为新农村建设服务系列丛书》

编 委 会

主 编：刘燕辉

副主编：陈云峰

编委（以姓氏笔画为序）：

王元庆 李茂松 陆均天

郑大玮 郭彩丽 崔晓军

序

我国是一个农业大国,农村经济和人口都占有相当大的比例,没有农村经济社会的发展,就没有整个经济社会的发展,没有农村的和谐,就难以实现整个社会的和谐。党的十六届五中全会提出了建设社会主义新农村的战略部署,这是光荣而又艰巨的重大历史任务,成为全党全国人民的共同目标。农业安天下,气象保农业。新中国气象事业始终坚持为农业服务,几代气象工作者为我国农业生产和农业发展努力做好气象保障服务,取得了显著的成绩,得到了党中央、国务院的充分肯定,得到了广大农民的广泛赞誉。建设社会主义新农村对气象工作提出了新的更高的要求,《中共中央 国务院关于推进社会主义新农村建设的若干意见》(中发〔2006〕1号)明确提出,要加强气象为农业服务,保障农业生产和农民生命财产安全。《国务院关于加快气象事业发展的若干意见》(国发〔2006〕3号)也要求,健全公共气象服务体系、建立气象灾害预警应急体系、强化农业气象服务工作,努力为建设社会主义新农村提供气象保障。为此,中国气象局下发了《关于贯彻落实中央推进社会主义新农村建设战略部署的实施意见》,要求全国气象部门要围绕"生产发展、生活宽裕、乡风文明、村容整洁、管理民主"的建设社会主义新农村的总体要求,按照"公共气象、安全气象、资源气象"的发展理念,积极主动地做好气象为社会主义新农村建设的服务工作。要加强气象科普宣传力度,编写并发放气象与农业生产密切相关的教材;要积极开展新型农民气象科技知识培训,大力提高广大农民运用气象科技防御灾害、发展生产的能力;要开办气象知识课堂,定期、不定期对农民开展科普培训;要加强农村防灾减灾和趋利避害的气象科普知识宣传,对学校开展义务气象知识讲座,印制与"三农"相关的气象宣传材料、科普文章和制作电视短片等。

　　气象出版社为深入贯彻落实中国气象局党组关于气象为社会主义新农村建设服务的要求,结合中国气象局业务技术体制改革,积极推进气象为社会主义新农村建设服务工作,并取得实实在在的成效,组织全国相关领域的专家精心编撰了《气象为新农村建设服务系列丛书》。该套丛书以广大农民和气象工作者为主要读者对象,以普及气象防灾减灾知识、提高农民科学文化素质和气象工作者为社会主义新农村建设服务的能力为目的,行文通俗易懂,既是一套农民读得懂、买得起、用得上的"三农"好书,又是气象工作者查得着、用得上的实用服务手册。

中国气象局局长　郑国光

2007 年 5 月

目　录

1. 什么是气象病 ………………………………（1）
2. 什么是天气痛 ………………………………（1）

一、春季常见的气象病

3. 春季为什么是疾病多发季节 ………………（3）
4. 春困是病吗 …………………………………（3）
5. 春捂能防病吗 ………………………………（4）
6. 春天为何有人易得"花粉病"和"蚕豆病" …（5）
7. 为什么说"菜花黄，痴子忙" ………………（6）
8. 风癣是癣吗 …………………………………（7）
9. 春季天气对风湿性关节炎患者有什么影响 …（7）
10. 春季为什么易咳嗽 …………………………（8）
11. 流脑为何易在春季发生 ……………………（9）
12. 春季为何易出麻疹 …………………………（11）
13. 春季注意防感冒、流感 ……………………（12）
14. 什么是禽流感 ………………………………（13）
15. 注意预防非典型性肺炎 ……………………（15）
16. 水温多高赤脚下水干活最适宜 ……………（15）
17. 年老体弱者不宜下冷水干活 ………………（16）
18. 妇女月经期间不宜下冷水 …………………（17）
19. 什么是烂裆病 ………………………………（17）

1

二、夏季常见的气象病

20. 中暑是怎样发生的……………………………（19）
21. 中暑的简便急救办法有哪些…………………（20）
22. 经常赤膊在阳光下劳动好不好………………（21）
23. "苦夏"是怎么回事……………………………（21）
24. 怎样预防暑热病………………………………（22）
25. 什么情况下易患稻田皮炎……………………（23）
26. 脚湿气到夏天为何反而严重…………………（24）
27. 热天为何易生痱子……………………………（25）
28. 热天为何易长疖肿……………………………（26）
29. 夏天夜里不宜在室外露宿……………………（27）
30. 为什么说"夏不坐木"…………………………（28）
31. 夏天不宜坐卧在潮湿的地方休息……………（28）
32. 夏季为什么容易得眼病………………………（29）
33. 炎热季节为什么会发生"热邪"（乙脑）………（30）
34. 夏、秋季节为什么容易得细菌性痢疾 ………（31）
35. "风团"只在夏季发生吗………………………（32）
36. 夏天为何易得肠道传染病……………………（33）
37. 盛夏怎样防冷气病……………………………（33）
38. 什么是干热风病………………………………（34）
39. 梅雨季节要预防哪些疾病……………………（35）
40. 夏季为什么不宜打蛔虫………………………（37）
41. 劳动出了汗不宜马上洗冷水澡………………（39）
42. 剧烈劳动后不宜马上吃冰棒…………………（39）
43. 在热天食物为什么容易变坏…………………（40）
44. 为什么水灾后要注意预防伤寒病……………（40）

2

三、秋季常见的气象病

45. 如何正确理解"秋冻" ……………………………（42）
46. 秋季为何易发生"燥咳" ………………………（42）
47. "秋乏"是病吗 ……………………………………（43）
48. 秋收季节怎样防止谷痒症 ………………………（44）
49. "农民肺"是怎样感染的,如何防治 ……………（45）
50. 秋季为什么多露肩风 ……………………………（46）
51. 秋冬季节为什么容易流鼻血 ……………………（47）

四、冬季常见的气象病

52. 为什么有些人易患冬痒病,能预防吗 …………（49）
53. 冬天头皮痒是病吗 ………………………………（49）
54. 为何冬天皮肤易脱皮 ……………………………（50）
55. 冬天皮肤为何皲裂,与皴裂是一回事吗 ………（51）
56. 迎风流泪是病吗 …………………………………（52）
57. 冷风能吹歪嘴吗 …………………………………（53）
58. 寒冷时为何人会发抖和起鸡皮疙瘩 ……………（54）
59. 冬季为何有的人手脚冰冷 ………………………（55）
60. 有些女青年冬季用冷水洗手时手指为何会
    苍白和痛痒 ………………………………………（55）
61. 为什么受了风寒容易落枕 ………………………（56）
62. 睡眠时,腿受凉为什么会抽筋 …………………（57）
63. "坐月子"的房间能开窗换气吗 …………………（58）
64. 为什么"冬不坐石" ………………………………（59）
65. 冬天肚子容易饥饿是不是有病 …………………（59）
66. 为什么不宜饮酒御寒 ……………………………（60）
67. 为什么冬季要谨防婴幼儿窒息 …………………（60）
68. 冬天老年人如何预防低体温症 …………………（61）

3

69. 寒潮来时为何会引起肢痛病……………………（62）
70. 冬季怎样防治烂嘴角…………………………（63）
71. 为什么会生冻疮,怎样防治……………………（63）
72. 为什么会得雪盲………………………………（65）
73. 冬季为什么易发生急性鼻炎,怎样防治………（66）
74. 冬天为何易出现上呼吸道感染,怎样预防……（66）
75. 为何气温突降时糖尿病加重…………………（68）
76. 寒冬腊月为何要防中风………………………（71）

五、其他

77. 水土不服是怎么回事,可以预防吗……………（73）
78. 煤气中毒是怎样发生的,如何防止……………（74）
79. 怎样预防和避免遭受雷击……………………（75）
80. 溺水的应急抢救措施…………………………（76）
81. 怎样避免泥石流和崩塌危害…………………（77）
82. 如何预防农药、食物等中毒……………………（78）
83. 怎样预防触电…………………………………（80）
84. 怎样预防狂犬病………………………………（81）
85. 如何预防鼠疫和流行性出血热………………（81）
86. 怎样正确对待高血压…………………………（82）
87. 病毒性肝炎的预防……………………………（84）

参考文献 ……………………………………………（86）

1. 什么是气象病

生活和生产环境中的气象条件与人们的健康有着极为密切的关系。我国古代医学名著《内经》上说："阴阳四时者，万物之终始也，死生之本也，逆之则灾害生，从之则苛疾不起。"可见，适宜的气象条件，有益于人的健康；而不利的气象条件，容易使人得病。凡是由于冷暖、干湿、风雨等天气与气候条件剧烈变化或持续刺激的诱发，使人发生和感染的疾病或导致病情加剧的疾病，统称为气象病。按照发病原因来分，可分为两种情况：一种情况是直接与气象有关，即气象因素在一定条件综合影响下引起发病，如中暑、冻伤、雪盲、焚风病等；另一种情况是气象因素和天气影响疾病的复发和病情波动，或者通过病原体间接产生影响，如哮喘、风湿性关节炎、禽流感等。在民间常习惯分为两个方面：一方面凡是受气候影响的则称为季节病，如风湿热、花粉病、百日咳、流行性脑脊髓膜炎（简称流脑）、流行性腮腺炎（简称腮腺炎或流腮，俗称痄腮）；另一方面是受天气变化影响者则称气象病，如风湿痛、中风、神经炎、支气管炎、流感等。气象病同其他疾病一样，会给人们的生活和生产带来一定影响。因此，了解和认识气象病的发病原因及其防治知识，对于保证身体健康、发展生产，具有十分重要的意义；同时，建设新农村，强壮的身体是首要的。

2. 什么是天气痛

一般筋骨受过伤的中老年人都有这样的经验，在天气变坏之前，伤处便会感到有些酸痛；身上留有伤疤的人，在天气变坏时，也有不舒适的疼痛感觉；至于风湿性关节炎患者的关节痛、手术刀口瘢痕疼、神经痛、慢性炎症的复发性阵痛等，则对天气的变化更为敏感。所有这些随着天气条件变化而发生的疼痛现象，在医疗气象学上统称为"天气痛"或"气象痛"。国外一些学者则称之为"气象敏感"。

临床医疗实践证明：当天气痛发生时，在显微镜下可以看到人体皮肤毛细管有淤血或血流迟缓及不畅的现象，而患者炎症性关节的组织功能紊乱，浮肿加剧，关节中滑液的黏度增加，疼痛和关节肿胀随之发生。

由于天气痛患者大都经常在高温、低温、高湿天气或冷凉水等不利条件或环境下工作、劳动，从而受到刺激或感染，所以，对于天气痛病人的护理要特别注意保温和降湿等工作。

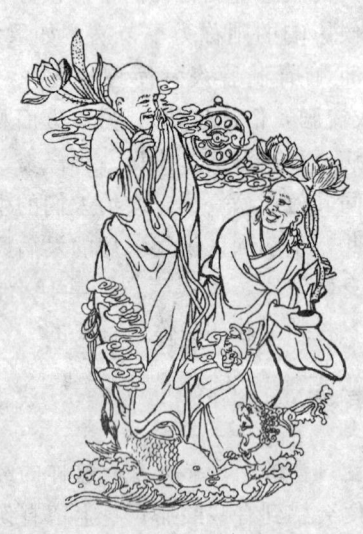

一、春季常见的气象病

3. 春季为什么是疾病多发季节

春季是一年中气温、气压、湿度等气象要素变化最大的季节,也是疾病多发的季节。了解疾病的季节性,对弄清疾病的缘由和及时诊断有很好的作用。据资料统计,包括传染病在内的不少疾病(如急性胰腺炎、肺水肿、哮喘、溃疡、流脑、流感、流腮、猩红热、麻疹、百日咳等),季节性都非常明显。春天气温忽高忽低、骤升骤降,容易使人体植物神经中枢系统发生紊乱,进而导致调节功能失控,一些病菌、病毒乘虚而入,这是人们患病的主要原因,加之农村医疗设施和技术相对较差,所以农村的春季气象病是切不可忽视的。

民谚说:"春天孩儿面,一日有三变。"因此,提醒农民朋友根据春天的天气、气候变化特点,适时、适度增减衣服,一旦疾病发生,应及时治疗。

4. 春困是病吗

春天来临时,气温增高,这时人体还不能一下子适应季节交替的变化,人体与环境之间建立新的平衡需要一个过渡过程。同时,人的肌体为了散发多余的热量,体表的末梢血管便会舒张,使流向体表皮肤的血流量增加,于是,脑组织得到的血液量和氧相应减少,以致发生缺氧现象。这样,人们就会感到疲乏、发困。并且人体内的激素分泌也随季节变化而变化,一般是冬季最强,春季最弱。这也是使人产生春困的原因之一。

医学界也有用生物钟来解释春困的,认为人体像一架复杂而又精密的"钟",它每时每刻都在运转着。人们的兴奋和抑制、睡眠与觉醒、血管的收缩与舒张等生物节律,都受到"钟"的控制和影响。这种"钟"是同四季交替、昼夜变化等自然现象紧密相关的。初春,由于季节交替的变化,"钟"的节律发生暂时紊乱,肌体和外界之间一时难以适应,因而使人产生懒洋洋困倦的感觉。

春困是气象条件变化引起的,但只要我们精神振作,加强体育锻炼,多做户外活动,这种现象自然会减轻,甚至可以不受春季气象条件的影响,而不会懒洋洋的。

5. 春捂能防病吗

俗话说:"春捂秋冻",颇有科学道理,"春捂"是说春天应不急于减衣服,而应捂着点好。

进入春季,暖空气活动频繁,冷空气活动也不示弱,就形成了冷暖气流交替变换明显的天气,乍暖乍寒变化也较快,这是春季多疾病的一个重要原因,所以民间流传有"好汉难过正二月"和"春冷透骨寒"的说法。春季,大自然万物生长,也为病菌的繁殖和传播创造了条件,百病乘虚而入,特别是呼吸道疾病频繁发生。如果一旦天气乍暖,就急于减衣服;而岂知紧跟着而来的便是乍寒天气;这样,由于人体机能不可能紧随乍暖天气进入"亢进"状态和紧随乍寒天气进入"收缩"状态,而出现失调,这种频繁的调整容易导致肌体疲劳,防病、抗病能力下降,自然就容易患病了。

了解了这些,我们就要遵循"春捂秋冻"的规律,注意适时增减衣服。

6. 春天为何有人易得"花粉病"和"蚕豆病"

许多疾病的感染或诱发都与花粉有极为密切的关系。这种由花粉过敏原感染或诱发而产生的变态反应性疾病，医学上称为"花粉病"或"花粉症"。

春天，风和日暖，是百花齐放的主要季节。在花粉散落时期，花粉就会随风满天飞舞，有的人吸了花粉就会咳嗽、气喘；若花粉粘到眼睛的黏膜上，会使人流泪，长眼屎或发痒，若用手揉，还会引起眼病发生；若是花粉进入鼻腔，则会使鼻腔发痒，甚至喷嚏连天等。所以，对于花粉病要引起重视。现在，有的电视台每天都公布花粉数，为的是提醒那些吸入花粉引起气喘的人注意预防。根据有关资料统计，过敏性哮喘病人的病情加重与复发，就与飘落在空气中的花粉有极密切的关系，花粉是过敏性哮喘病的重要过敏原。

此外，秋天也有禾本科等的花粉，其浓度仅次于春季，因秋季冷空气势力加强，具有过敏体质的人也要无奈地经受着花粉的"煎熬"，患者常出现鼻痒和连续性的喷嚏、流涕、鼻塞、咳嗽、气喘等反应。

预防花粉病的办法是：凡有花粉病史的人，特别是小孩，要注意保暖莫受凉，出外要戴口罩，尤其是春暖花开的天气，要少接近或避免接近花卉和开花的树、草。一旦出现花粉病症状时，可吃一些抗过敏的药物；严重时还应就近治疗。

再者，同花粉病一样，春天蚕豆开花或收获季节，有的人接触蚕豆花或吃了刚收获的新鲜蚕豆，也会出现一些过敏反应，特别是小孩的这种过敏反应较明显，这种症状称之为

"蚕豆病"。

7. 为什么说"菜花黄，痴子忙"

"菜花黄，痴子忙"，是我国江南农村广泛流传的一句谚语。它说明江南地区油菜开花的季节，是精神病患者（即痴子）六神不定、坐卧不安、病情复发率很高的时期。因为春天一到，人的喜怒哀乐情绪亦开始随之活跃，稍受天气变化等外界环境因素影响或刺激，就很容易激发各种各样的情绪。譬如：气温高于26 ℃，相对湿度大于70%时，人的精神就会感到疲惫，心情也容易烦躁和发怒；当大气压力下降，天气沉闷时，人的精神常陷入不知所措、沮丧和抑郁状态，表现出六神不定，儿童还可能产生骚动、哭、吵等现象。这是气象条件变化对正常人产生影响的征兆。而精神病患者对气温、湿度和气压等气象条件的反应更为敏感，并且，对不同天气有不同的表现：有时，精神分裂症患者表现出烦躁情绪，容易激怒、骚动，常发生冲动性的行为；有时则又表现为较为安定，出现木僵状态。作者对湖南省两家精神病医院近5年来的入院率进行了统计，以3—5月为精神病复发率最高时期，并以4月为最高月，这时正值江南地区的油菜开花期（当地中熟型油菜开花的初期在3月上中旬，盛期在3月底，终期在4月中旬）。另外，在长江流域一带，4月初，桃花始开，当地群众把这段时间发病率较高的精神病称为"桃花癫"。也与"菜花黄，痴子忙"的说法相类似。可见，春天反复无常的天气，对精神病的影响是比较明显的。因此，要根据季节和天气变化，对精神病人加强护理。

8. 风癣是癣吗

春天，常见有些青少年的皮肤上，特别是脸上，出现大小不一的圆形斑。它最初是淡红色，边缘有小丘疹，渐渐转为灰白色伴有瘙痒感觉，用手抓痒，还有白色鳞屑落下，医学上把它叫做"白色糠疹"或"脸部糠疹"。它是怎样引起的呢？

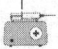

原来，初春正是多风、干燥时期，由于皮肤干燥，风癣病菌就附着在皮肤上繁殖起来，因而感染所致。临床观察表明，日平均气温为 10～13 ℃，空气相对湿度在 75% 以下，而且在 4 级以上的春风吹拂下，这种病菌最容易在皮肤上繁殖。但这种菌和癣的霉菌毫不相干，所以它不是癣，而是疹。这种风癣，多在桃花盛开季节发生，所以又叫桃花癣。北方地区初春气候比南方干燥，因此风癣多流行在北方地区。

感染了风癣，千万不能用癣药水涂搽，因为癣药水含有大量的再制剥脱剂，很可能留下瘢痕。

预防的办法是在容易发生风癣的春季，注意保持皮肤湿润和清洁。如果出现了风癣症状，可涂用风癣霜。

此外，春风拂面还需防皮炎和"面瘫"，孕妇尤需防风疹。

9. 春季天气对风湿性关节炎患者有什么影响

入春以后，天气多变。在天气变化剧烈的时候，患有风湿性关节炎的人，常感到关节疼痛。这是为什么呢？

临床观察可见，每当天气骤冷，风湿性关节炎患者往往发生筋脉拘急、痉挛，肌表和经络阻闭不通，造成气血不畅，即引起肢体、关节、肌肉等处疼痛，伴随酸楚、麻木等症状出现。寒冷还会使关节囊中的滑液黏度增大，这就增加了关节活动时的阻力，使患者稍一活动就疼痛难忍。我国北方农村所说的寒腿病就是这种情况。现代医疗气象学的研究还进一步发现，关节痛除与寒冷有关以外，高气压、潮湿也同样与关节痛有明显关系，并且在这三种气象要素发生明显变化时，关节就容易发病。而春天天气多变，往往就是这三种气象要素发生明显变化的综合反应。

了解春季乍冷乍热天气变化与关节痛的关系，风湿病患者，就要注意收听收看天气预报，天气冷时及时增衣，天气暖和时也应适当"春捂"，避免元气外泄，外感风寒，并加强体育锻炼，来改善肌体的调节功能，以适应变化剧烈的天气，减轻和避免关节痛所带来的痛苦。

10. 春季为什么易咳嗽

咳嗽常常是慢性支气管炎和气管炎患者的一种表现，民间俗称"老咳嗽"。一般认为每年持续咳嗽、咳痰2~3个月，连续两年以上者，就是慢性支气管炎患者。年岁大的人发病较多。若支气管炎或气管炎长期反复发作，会引起肺气肿。

引起咳嗽的原因虽然很复杂，但是骤冷、潮湿、浓雾、阴冷的天气条件，则是很重要的因素。入春后南方暖空气和北方冷空气活动均较频繁，常出现乍暖骤冷、潮湿、低温阴雨等天气，早期支气管炎患者受冷空气刺激时，支气管分泌物增多，就会引起咳嗽。临床观察表明，凡西北风劲吹和受北方冷空气影响时，慢性支气管炎和气管炎的发病率明显增高,同时,一日内冷暖变化越大,日照时间越短,慢性支气管炎病情愈容易加重。有人通过临床观察得出这样的结论:在日平均气温低于或等于0℃的寒冷季节里,当前后两天之间的温度变化大于或等于3℃时,病情最容易加重。最有说服力的是,北京某医院3年对有无北方冷空气侵入与慢性支气管炎和气管炎发病的关系所调查统计的数字:在有北方冷空气侵入的152例患者中,有81例发病,发病率达53%;而在无北方冷空气侵入的242例患者中,只有22例发病,发病率仅9%。可见,慢性支气管炎和气管炎发病率,与北方冷空气侵袭有密切关系,而且气温的改变是控制发病率的主要因子。咳嗽对冷暖天气的变化是特别敏感的,所以有人把它叫做"寒暑病"。

慢性支气管炎和气管炎属于常见病、多发病,它们对人的健康和劳动能力危害很大,因此,注意做好预防工作,具有极为重要的意义。具体预防措施如下:锻炼身体,增强抵抗力,特别是要进行耐寒锻炼,以增强呼吸道的抵抗力;在北方冷空气入侵时,要及时增添衣服,做好防寒保暖,避免受凉;一旦发病,及时治疗。进行治疗的原则是消炎、止咳化痰。江剪刀草、矮地茶、暴马子、芸香草等中草药都有祛痰、止咳的功效,但一定要在医生指导下服用。农村常用的饮食医疗偏方很多,例如:用花生米60克,开水略泡,揉去外衣,分两次吃,连吃数日;也可用核桃5个、生姜3片,取核桃仁与生姜于每晚睡前嚼食,都有一定疗效。

11. 流脑为何易在春季发生

流脑是流行性脑脊髓膜炎的简称,是冬、春季节常见的一种急性传染病。在中医上属于急惊风,得了此病如果不立即医治，就有生命危险。过去医疗水平低，往往是九死一生，随着医疗水平的提高，现在其对人类的威胁已大大降低，但对婴幼儿及老年人仍有一定的危险性，在大流行期间短期内会有成批人发病，且任何年龄段的人都可得病，尤其以10岁以下儿童居多。发病时先出现流鼻涕、咽喉疼痛和咳嗽等症状，迅即出现高热、头痛、呕吐。皮肤有出血点，颈项强直，屈颈时下颌不能触到胸部。严重者皮肤出现大片的出血紫斑、血压下降、抽搐、昏迷等，抢救不及时会很快死亡。然而婴幼儿流脑的表现与成人有所不同，往往出现拒食、呕吐、嗜睡、烦躁不安、惊厥、头顶部囟门饱胀或隆起。少许病儿可能主要表现为咳嗽、腹泻，而颈项强直不明显，千万不可误以为只是一般的感冒或消化不良，以免延误医治，失去抢救机会。病儿年龄越小，危险性就越大。另外，若发热头痛、精神萎靡、急性喉炎、皮肤黏膜有出血点这四项表现中出现两项，就应列为流脑"苗头"病人，往往就是早期患者，应做到早期诊断医治为好。

　　流脑一般在1—4月发病较多，到5月以后发病就很少了。据统计，1—5月发病率较高的20次高峰中，温暖多云的低压天气就占80％以上，这是因为脑膜炎双球菌孳生繁殖喜温暖多云的低压环境。气温7～15℃，气压970～990百帕，空气相对湿度75％～80％，每天日照时数小于3小时，都有利于流脑发病。特别是当连阴雨潮湿天气以后，骤然转为干暖的天气条件时，最容易流行。正是由于春季有脑膜炎双球菌生活的适宜气象条件，故细菌繁殖快，毒力很强，再加之忽冷忽暖多变的天气，人们的抵抗力显著降低，容易被各种疾病感染，使病势更为凶险，有时甚至出现"暴发性流脑"。

一、春季常见的气象病　　11

知道了冬、春季节气象环境容易发生流脑的道理,并且知道在一般环境中,冷、热、干燥、阳光和普通消毒剂都有杀灭流脑病菌的作用,就可以积极有效地预防流脑。预防措施如下:平时要多让孩子到室外活动,增强身体抵抗力;室内要经常开窗通气,保持空气新鲜和充足的阳光;勤晒被褥;搞好个人卫生,坚持早、晚刷牙和用淡盐水漱口;常吃大蒜;在流脑流行期间,不带孩子到公共场所或走亲访友。预防药剂可以用金银花10克泡水喝,也可以用大青叶、板蓝根、野菊花等,取其1～2味煎水服用。目前,防止流脑流行的有效方法是进行预防注射,现较为理想的预防制剂是流脑多糖菌苗。这种预防针只需皮下注射一次,5～7天就能产生效果,预防率达80%～90%,至少14～18个月有保护作用。所以只要(特别是儿童)按时进行有效的预防注射,就可以防止流脑发生。

还应指出的是流脑这种严重的传染病,每隔若干年就会在全世界大规模流行一次。因此,对待此病切不可大意。

12. 春季为何易出麻疹

麻疹是一种常见的急性传染病,多见于5个月以上、3岁以下的婴儿。但凡是没有出过麻疹的人,无论年纪大小,性别如何,均为易感者。此症以皮肤和黏膜上分批出现斑疹、丘疹、水泡和痂疹等为主要特征,一次患病后,可以获得持久的免疫力,再次患者极少。这种病的病毒通过打喷嚏、咳嗽或谈话时喷出的飞沫,散到空气中,没有患过此病的小孩,吸入这种空气就会患病。此病流行速度快,传染性大,以病人从发热、咳嗽到出疹这段时间传染性最强。过去被误认为是胎毒,会侵犯全身各器官,特别是免疫系统,从而导致产生各种各样的并发症,如中耳炎、肺炎、喉炎、脓胸、化脓性脑膜炎、化脓性心包炎等。

冬、春季节最容易发生麻疹,主要是因为这时天气寒冷,人们一般都集中在室内活动,彼此间增加了接触的机会。同时,为了防寒,居室门窗紧闭,空气不流通,使病毒更加容易传染。

预防麻疹,从孩子一出生就要按要求注射麻疹疫苗,根据规定,在8个月和7岁时应分别注射一针麻疹疫苗。若不幸患上麻疹要及时就医。另外,如果接触了患者用过的手巾、玩具,要注意消毒,否则有传染上麻疹的可能。照顾患儿要注意室内温度要适宜,不可忽冷忽热;室内注意通风,保持空气新鲜;室内灯光要柔和,避免强光刺激患儿眼睛;给患儿要勤翻身和擦洗皮肤;供给患儿足够饮水,出疹期易食用清淡易消化的食物,恢复期要及时适量添加营养丰富的食物。

13. 春季注意防感冒、流感

感冒是由100多种不同的细菌、病毒中的一种或多种感染所引起的上呼吸道感染,俗称"伤风"、"着凉"等。

普通感冒是由细菌、病毒引起的鼻、咽喉、气管的局限性炎症,常因受凉、淋雨、过度疲劳与身体抵抗力降低而诱发。春天气候乍暖乍寒,当冷空气南下时,气温大幅度下降,前后两天日平均气温甚至可以相差10℃以上。这种突然降温,人们的体温调节功能还不能很好适应,再加上人们没有思想准备,不注意保暖,就易受凉。另外,在冷高压控制的天气,中午阳光充足、日照强,天气较热,早、晚冷,虽然前后两天日平均气温相差不大,但气温早、晚低,气温日较差大,也容易受凉感冒。感冒起病较急,初起时嗓子发干发痒发痛,声音嘶哑或咳嗽,鼻塞或流涕,伴有低热、乏力等表现,一般5天左右可痊愈。感冒后应多休息,多饮温开水或姜糖水,症状一出现就应就医服药,越早治疗越好。如症状加重,并伴有发热高烧、肌肉酸痛、头痛、扁桃体肿大等症状或超过10天还未好,应再次请医生诊治,以防并发其他更严重的疾病如肺炎等。

感冒的预防,主要是随天气变化增减衣被,切莫受寒着凉。平时注意加强户外锻炼,提高身体素质。活动量、活动时间及锻炼方式可因人而异。室内应注意通风。注意与病人的隔离,防止空气传播。

流感就是流感病毒传播而导致的一种疾病。我国1957—1958年流感大流行时,专家分析了贵阳流感流行及相应的天气、气候资料,以锋面、气旋、反气旋及天气过程为综合指标,探讨流感流行与天气变化的关系。分析结果表明:流感与阴雨、降温、寒冷天气关系较密切,其中与气旋天气的关系最为密切。接种流感疫苗可防止流感的发生和流行。老年人及少年儿童应及时接种流感疫苗,做到防患于未然。

14. 什么是禽流感

禽流感是禽类的流感病毒引起的流行性感冒,又称真性鸡瘟或欧洲鸡瘟,最初在1868年发现于意大利,这是禽类的一种从呼吸系统延及全身败血症的具有多种症状的传染病。主要发生在鸡、鸭、鹅、鹌鹑等身上,禽类感染后死亡率很高。禽流感的最大特性就是病毒能迅速变异,并能吸收重组其他病毒的遗传物质,迅速变异成一种容易在人与人之间传播的病毒。一旦变异病毒传播到人身上,与人类普通流感病毒相结合,就会成为一种新型流感病毒。

禽流感的传播途径有病禽和健康禽直接接触及与病毒污染物间接接触两种。间接接触可通过鸟类,特别是野鸭、雁等候鸟的迁飞而传播,春天是百鸟争鸣的季节,春、秋季又是候鸟的迁飞季节,所以一定要加强防范。而感染禽流感的人有可能传染给其他人。1997年禽流感暴发期间出现过这种情况。但是,从感染的人那里传播的禽流感,不如由禽类直接传播的严重。

禽流感和人患的流行性感冒不同。流行性感冒一般分为三种:A型、B型和C型。B型和C型一般只在人群中传播,很少传染到其他动物。在鸟类中传播的流感主要是A型(H5N1病毒),禽类感染后死亡率很高,现在发现它越来越多地传染给其他动物和人类。人患上禽流感后,潜伏期一般为7天以内,早期症状与其他流感非常相似。主要表现为发热(持续39 ℃以上)、流涕、鼻塞、咳嗽、咽痛、头痛、全身不适。部分患者可有恶心、腹痛、腹泻、稀水样便等消化道病状;有的患者可见眼结膜炎;有的患者胸部X线还会显示单侧或双侧肺炎;少数患者伴胸腔积液。

农村既是适宜养殖鸡、鸭、鹅的场所,也是禽流感最易暴发流行的地方。世界卫生组织认为,在禽流感疫情流行的今天,应特别注意保护儿童。12岁以下儿童最容易受到感染,有小孩的家庭要当心不让小孩触摸、拥抱禽类动物,鸡肉和鸡蛋一定要完全煮熟后才能给小孩吃。如果小孩出现发烧、头痛、发冷哆嗦、浑身疼痛无力、喉咙痛、咳嗽等症状,应尽快到医院就诊。大人一旦出现这些症状,也要及时就医,一旦被怀疑为H5N1病毒感染,应马上住院,防止

15. 注意预防非典型性肺炎

非典型性肺炎简称"非典",是近年来发现的一种由新型冠状病毒引起的严重急性呼吸道综合征。主要通过近距离呼吸道飞沫、直接接触病人呼吸道分泌物及密切接触传播。

人类的呼吸道疾病,与春季天气多变关系极为密切,"非典"也不例外,从近几年发生的"非典"来看,以春季为多,秋季次之,夏、冬两季也有病例。它发病的症状是发热、干咳、呼吸急促、呼吸困难等。其症状与流感及肺炎不易区别,如不及时治疗,会导致病人死亡。

如果出现流感或肺炎症状,应及时就医,一旦确诊,需住院及时治疗,并配合疾病预防控制人员做好相关调查。避免在人群聚集的地方长时间停留。居室要开窗通风。

专家还特别提示,一般与"非典"病人密切接触后14天内即可发病;与病人有过密切接触的人,应立即向就近疾病预防中心报告,并定时测量体温。要求人们勤洗手,勤消毒,不随地吐痰。

16. 水温多高赤脚下水干活最适宜

在稻作地区,春耕生产时常要下水劳动。那么,赤脚下水干活最适宜的水温是多少呢?

要回答这个问题,就要先来看看气温、体温和脚的温度之间的一些关系。正常人的体温为 36~37 ℃。早晨气温为 15 ℃时,赤脚表面的温度则只有 30 ℃左右;到了白天,脚掌表面的温度还会继续下降到只有 20~21 ℃,而脚跟表面温度虽然可以高一点,但也只有 22.5 ℃。可见,赤脚表面的温度比气温和体温都要低。如果脚的温度降到 12～15 ℃ 时,就容易导致感冒等疾病的发生。当气温在 10 ℃ 以下时,如果把脚长时间静止地浸泡在水里,还会出现冻伤现象。在水田里耕作劳动,由于劳动或活动能产生一定的热量,一般中等强度的劳动所产生的热量为 3～5 迈特(每小时每平方米皮肤产生 50 千卡* 热量为 1 迈特),则不会出现冻伤现象,但却显得寒凉刺骨,并且皮肤会发红,这是由于皮肤下的小血管遇冷收缩,使血液流动不畅通的缘故。当皮肤发红之后,还会感到发痒和刺痛。如果对这种情况不注意,就容易引起脚抽筋,甚至引起关节炎。可见,掌握赤脚下水的适宜温度,对保护劳动者的健康十分有利。一般以水温 11 ℃ 为可以下水劳动的温度,而水温 13 ℃、气温 14 ℃ 为适宜下水的温度。

17. 年老体弱者不宜下冷水干活

健康的人,在通常情况下,人体热量的收支是平衡的,保持着 36～37 ℃ 的正常体温。如体表温度高于周围环境(包括水)的温度时,人体就会向周围环境散热,而使体表温度下降。同时,人体也不断通过体表皮肤毛孔向外排除水分,以调节体内的热量,来保持正常体温。下冷水干活时,由于健康人体内贮存着大量的热量,且具有充沛的活力,一般是能够适应的,但对年老体弱的人来说,由于其体内贮存的热量相对较少,下冷水干活以后,人体还将向外界散发热量,造成生理机能大大减退,自然会经不住冷水的持续刺激

---

* 1 卡=4.2 焦耳,下同。

而导致身体更加虚弱,降低身体对疾病的抵抗力。因此,对年老体弱者来说,应尽可能避免下冷水干活,以免惹病上身。

18. 妇女月经期间不宜下冷水

中青年妇女都知道,在月经期间,一不能受凉,二不能下冷水。这是有科学道理的。

月经的来潮是生理上的调节现象,它受周围环境及生活条件影响。月经期间是妇女全身对外界环境抵抗能力比较弱的时候,容易感染疾病。如果在来月经时,长时间的受凉或下冷水干活,则气血遇寒冷便会引起凝滞不通,运行不畅。这样就很可能发生痛经、闭经、经期推迟或月经量过少等病症。从生理上讲,行经时为使经血便于从子宫流出,子宫颈管一般都会出现松弛或微微扩张,细菌便容易侵入,致使生殖器官感染发炎。因此,经期不宜游泳,也不宜坐在水里盆浴,最好是温水淋浴。为了保险起见,淋浴后最好用干净浴巾擦干外阴部。

万一经期受了凉,出现痛经、闭经、经期推迟或月经量过少等病症,可用艾叶(或苏叶)三钱*、生姜五片,加红糖煎汤当茶喝,来促使气血通畅,对病症有一定的疗效。

19. 什么是烂裆病

进入春天,多阴雨潮湿天气,特别是湿热的梅雨季节;到了炎热的夏天人们又容易流汗,如果经常在田间劳动,就

---

* 1钱=5克,下同。

容易感染烂裆病。

烂裆病即间擦皮炎,医学上又称"褶烂"。由于局部皮肤湿、热,不能及时清洁,加之时有摩擦而致。多发生于皮肤经常相互接触的腋窝、腹股沟、阴囊、脐窝、乳房下(女性)皮肤的皱褶处。主要表现为局部皮肤红,出现痒疹,进一步发展为皮疹处疼痛。

预防这种间擦皮炎,主要是保持局部清洁、干燥。做到勤换内裤,每次清洗局部后,可局部涂爽身粉等。一旦出现症状,治疗常用1∶5 000高锰酸钾溶液洗净(水温较低为宜),干燥后敷搽收敛止痒粉剂。西药处方如氧化锌16克,樟脑粉6克,滑石粉50克。中药可用二黄散、三黄散、羊蹄跟散等。这两个处方均分别调匀后,待清洗患处擦干后,任选其一搽敷。

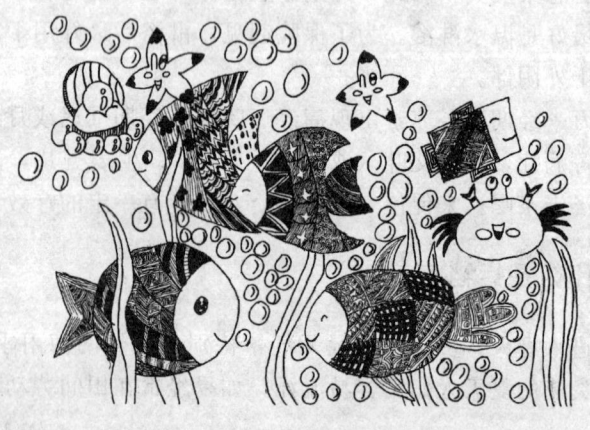

二、夏季常见的气象病

20. 中暑是怎样发生的

中暑,俗称发痧。它是夏季长时间在日光下暴晒或在其他高温环境下工作,所发生的头昏、眼花、心慌等症状,严重的还可能引起体温升高、昏倒或痉挛。这种病在农村是常见的。

中暑是怎样发生的呢?原来,人的体温全靠体内热量收支平衡来维持,一般恒定在36~37℃。在正常情况下,健康人体在昼夜24小时内产生的热量为2 400~2 700大卡*(相当于把20千克冰水烧开)。这些热量中的75%随血液循环分布到体内各处和体表,借助辐射、传导和对流等方式向外散发;还有15%的热量通过汗液蒸发带走;其余的热量由呼出的气体和排出的尿液带走,这便是人体温度能恒定的原因。当夏季外界温度接近或超过皮肤温度时,人体借助辐射、传导、对流等方式向外散热的功能减弱,主要依靠汗液蒸发来散热。而在夏季高温和阳光下,人体内的热量不但散发受到阻碍,而且还会接受到周围环境的辐射热。于是,大量的热就在人体内积累,一旦积累到一定程度时,便会使脑子中管理体温的下丘脑——体温调节中枢功能产生障碍。这就形成了中暑。

有人根据引起中暑的气象原因,将中暑分为四种类型:

---

*1大卡=4.2千焦耳,下同。

①高温影响体热失调的热射病;②高温、高湿天气大量出汗,使体内水分、盐分丧失过多的热痉挛;③露天劳动未遮太阳,头部直接受到强烈日晒和骤然受热的日射病;④高温干热天气影响下,皮肤血管扩张而循环血量减少的热衰竭。以高温、高湿、风小的闷热天气,最容易发生中暑。气温38℃、相对湿度75%,比气温35℃、相对湿度72%的中暑人次数要多一倍。所以,在闷热的天气更要注意防暑。另外,老弱病残者,由于体质较差,热平衡功能较差,也容易中暑。值得指出的是,在热天"坐月子"的妇女,有的由于缺乏卫生常识,认为产后不能见风,即使是大热天也把门窗紧闭,因空气不流通而发生中暑的现象也较为常见。

预防中暑的措施有:①在烈日下劳动时,要注意戴草帽,避免阳光直晒头部;②多洗温水澡,帮助体温散发;③盛夏天气炎热时,要调整作息时间,应多在早、晚出工,中午前后休息,尽量不在烈日下劳动,以减少中暑机会;④可用冬瓜6克,莲叶一张,加适量米煮粥或用绿豆煮烂加白糖食用,还可以用甘草配药煎茶服用,都能起到防暑作用;⑤平时多食用西瓜、冬瓜、白扁豆等瓜、豆,也有消暑效果。至于在乡镇厂房和加工厂作业,可采取供应盐开水、盐汽水、盐冰棍等清凉饮料及其他降温措施。

21. 中暑的简便急救办法有哪些

若有人中暑,应立即把病人抬到通风阴凉的地方,把病人衣服解开,使其仰卧休息。再用冷毛巾敷在病人的头部和胸部,也可以用冷水擦身,给病人喝淡盐开水,并适量服用十滴水等药物。病情较重时,应使病人躺在阴凉通风的地方,针刺人中、合谷等穴位,用风油精或清凉油搽太阳穴、额头，待病情缓和后，喝些藿香正气水等。

万一中暑严重，病人出现不省人事、面色苍白、瞳孔放大、大小便失禁、呼吸浅、脉细弱、四肢抽搐等症状，应解松病人衣裤，针刺人中、十宣或足三里、内关等穴位，并应赶快就近请医生进行急救或立即送医院及时医治。

22. 经常赤膊在阳光下劳动好不好

据调查，位于赤道附近的居民，由于长年累月受到烈日强光的暴晒，皮肤癌的发病率很高，如南回归线横贯全国的澳大利亚，皮肤癌的发病率居世界之首。皮肤癌多发生在皮肤的暴露部分。我国的皮肤癌也以农民和海员发病者最多。有人对15例农村皮肤癌患者进行了调查，其中12例患者有赤膊下地干活的习惯。同时，动物实验也证明，过量的紫外线照射，可能会使肌体的某些皮肤致癌。上述这些事例说明，长期受日光照射和皮肤癌有着一定的关系。另外，日晒还可引起一些日晒性皮肤病，如日光性皮炎等。

日光性皮炎，俗称晒斑，是农村多见的皮肤病。此病轻则被晒得皮肤发红，肿胀刺痛，眼皮肿胀，结膜充血；重则局部出现小泡、大泡，并有发冷发热、心跳加快、恶心等中暑现象。特别是皮肤白皙，长期从事室内工作的人，在阳光下暴晒时间一长，更容易发生日光性皮炎。

所以，不要赤膊在阳光下劳动，并对容易受暴晒的部位，尽可能采用防光挡光措施，加强对皮肤的保护。

23. "苦夏"是怎么回事

一到炎热高温季节，有的人便出现体温稍高、胃口不好、四肢无力、精神不振、胸闷嗜睡、大便稀薄、出汗较多等症状。时间久了，吃不下饭，身体也日见消瘦，到医院检查，又查不出是什么疾病。而到了秋季，天气凉爽时，上述症状便自然消失，这种情况群众习惯叫苦夏，中医叫疰（读zhù）夏，并说这是胃脾虚热，不能适应夏季炎热所致。

据研究，气温较高、空气湿度大时，人体的抵抗力较差，暑湿邪气常乘虚而入。所以，体弱的人，特别是平时胃肠道消化吸收功能较弱或排汗不畅的人，最容易患疰夏。有人统计过，疰夏患者75%是体质虚弱者。

有疰夏病史的人，主要从饮食和睡眠这两个方面来进行防治。要多吃清淡饭食和瓜果，少吃油腻食物；要有足够的睡眠；还应该适当地参加一些体育锻炼，以提高人体对高温和高湿环境的适应能力。

24. 怎样预防暑热病

暑热病是由于高温炎热引起的，是婴幼儿特有的疾病，因为它多在夏季发病，所以也叫小儿夏季热。医学上根据它与暑热气候的密切关系，称为暑热症。

凡患暑热病的小孩，其症状多为天气越热，体温越高；天气凉快，体温就降下来，患儿自愈。暑热病的病程长短不一，多数历时约1～2个月，但也有从初夏开始发热，热程延续整个夏季的。

患儿多是盛夏季节发热起症，气温在38℃以上发病率最高。发病初期，患儿的精神和食欲一般没有大的变化，不显病容，偶有消化不良或类似感冒的症状。如果发热高烧时间长，就会出现食欲减退、面色发白、消瘦无力、烦躁不安等症状。

由于暑热病纯属温度条件引起的，并非细菌、病毒感染所致，因此不宜服用抗菌素药物，以免引起人体内的菌群失调和抗菌素产生副作用。为了防止发生并发症，应使室内通风降温，尽可能将患儿放在较阴凉的地方。遇到高热患儿惊厥或烦躁不安时，则可用酒精擦浴或温水擦浴。在广东民间，每逢端午节过后，许多人家给孩子喝一种叫"三叶茶"的饮料，确有预防小儿暑热的特效。其配方为丝瓜和苦瓜叶各2片、鲜荷叶15克，用水煎服，每日一剂，分2次服，连服7～10天。哺乳期的小儿，每日可与其母各服一半。对于已患有暑热的小儿，配方中鲜荷叶的剂量可加至30克。

25. 什么情况下易患稻田皮炎

稻田皮炎多发生在春、夏两季，特别是南方早稻抢收和晚稻抢插季节，下稻田劳动的农民最容易得这种皮肤病。根据发病原因，稻田皮炎可分如下两种类型：

一是擦烂皮炎或称浸渍糜烂型皮炎。它是由稻田中物理化学因素引起的手足浸渍糜烂，俗称"烂手烂脚"，医学上称为水渍疮。它是由于手脚浸在水温较高的稻田水中时间太久引起的，以水温在35℃以上，浸泡时间达4～5小时发病率最高。发病时手指或脚趾缝皮肤发白，起皱，擦破了皮就发红糜烂，可有少许黄色液体渗出，有时因继发感染而化脓。手掌和足底皮肤常有皲裂。可出现丹毒、蜂窝织炎等继发感染，严重时疼痛，皮肤烂开。对于这种擦烂皮炎的预防，可在每次歇工时，用50克明矾、半调羹食盐、一大碗水配成的明矾盐水将手或脚浸泡一分钟后晾干；或用马齿苋、蜈蚣草、凤仙花的汁搽洗；或用250克韭菜洗净捣烂挤汁涂于患处，都有一定效果。也可取石榴皮和地榆加三碗水,加入明矾,等其溶解后,在下田前涂手足,可达到防治的目的。

二是尾蚴皮炎。当在水田中劳动或在河边池塘中捕捞、游泳,经几分钟或二三十分钟,与水接触的皮肤开始发痒或有针刺感,出水时即可见皮肤上芝麻大的红点,经1~2天,可发展成绿豆至黄豆大红色丘疹、水肿性斑丘疹或丘疱疹,散在或密集,皮疹中心常有针头大淤点,可因继发感染而发脓,少数患者有广泛的荨麻疹样皮疹。这种皮损最常发生于浸在水中的小腿和踝部或手背及前臂,陷在泥里的足部一般不发生皮疹。如无继发感染,皮疹一般一周左右消退。这类稻田皮炎,多见由以牛、鸭为宿主的禽畜类血吸尾蚴侵袭皮肤而引起,但尾蚴只侵袭皮肤,而不进入人体内脏。各地区对此病称呼不一,江浙一带称为"鸭怪",湖南称为"水毒",广东称为"痒水病",也有的地方则称为"鸭屎疹"。这种病的预防主要是消灭传染源,灭螺,灭蚴。可采用20%浓氨水,20~30千克/亩*;草木灰,100千克/亩;茶子饼4~5千克/亩。在个人保护方面,可局部涂搽稻田皮炎搽剂;或用邻苯二甲酸二丁酯490克,乳化剂10毫升,在下水前,将以上药量1份加水6份,摇匀后即成15%邻苯二甲酸二丁酯乳剂,涂在皮肤上,干燥后形成保护膜,作用可持续4小时。

26. 脚湿气到夏天为何反而严重

脚湿气即脚癣,常有人误称为"脚气病"。其实脚气病

---

* 1亩=666.6平方米,下同。

是由于缺乏维生素 B_1 引起的,而脚癣是由霉菌引起的一种皮肤病。脚癣分四种类型:①以水疱为主者称为水疱型脚癣;②以趾间糜烂、浸渍发白为主者称为糜烂型脚癣;③以脚部皮肤增厚为主者称为增厚型脚癣;④开始是水疱,疱破脱屑者称为鳞屑型脚癣。

夏季人们为什么容易得脚癣或脚癣反而严重呢?这是因为霉菌生长的适宜条件是温度 22~28 ℃和中等湿度。夏季的天气正好在这个适宜的温度、湿度范围,是霉菌生长繁殖最合适的季节。所以,不但夏季容易生脚癣,而且脚癣患者会愈加严重,出现糜烂流水、奇痒难忍的症状。

脚癣是比较顽固的。笔者也曾深受其害,多方求治,终不见效,后据人介绍一个好处方,即获痊愈。

这个处方是:藿香、苦参、黄檗(即黄柏)、玉竹、葱白、蛇床子各 30 克,白矾 15 克,加普通食醋 1.5 千克,密闭浸泡 48 小时后取用。

治疗方法:将癣脚浸泡在药水里,并用棉球反复擦洗,每次 10 分钟以上,每日 1~2 次,一周为一个疗程。两个疗程便可根治。

另外,发病季节尽量少穿或不穿胶鞋和皮鞋,平时保持脚部清洁,避免用含碱高的肥皂洗脚,不穿别人的鞋袜或拖鞋等,都有预防作用。

27. 热天为何易生痱子

痱子是夏季经常发生的一种皮肤病。

热天为什么会生痱子呢?因为热天气温高,身体里的热量不容易散发出去,于是,人体皮肤上的血管扩张,使更多的血液流向皮肤,皮肤就变得红润,皮肤温度略有升高,有利于热量散发，同时汗腺也会大量分泌汗水，汗水在皮肤上蒸发会带走一部分热量。如果天气闷热又潮湿或在不通风的屋子里，或者衣服穿得太小太紧，皮肤上的汗水就不容易蒸发。汗水流满皮肤，可能堵塞汗腺管口，阻止汗水进一步排泄。这时皮肤表面血管剧烈扩张，显得通红，从扩张的毛细管中渗出很多水分，在皮下积成小米粒大小的皮疹或小水疱即痱子。常常啼哭的胖娃娃、久病体虚长期卧床的患者，在夏天都非常容易出汗，所以也很容易生痱子。

痱子的小水疱刺激皮肤下面的神经，便产生痒的感觉。如果搔痒抓破了皮肤，感染了细菌，可能引起局部溃烂，甚至成为脓疱痱子等。这种脓疱痱子还可进一步感染成小儿痱毒。而痱毒往往前面一批刚好，后面一批又开始溃烂，即使愈合后，也常在面部留下瘢痕，引起头部脱发，少数严重患者还可以并发急性肾炎，偶尔甚至会引起败血症而死亡。

经常洗澡，注意保持皮肤清洁干爽，注意居住处凉爽通风，少出汗，衣着柔软轻松，均可避免或少生痱子。

如果生了痱子，可用温水经常擦洗皮肤，保持皮肤清洁、汗腺畅通，并搽些痱子粉，以增加皮肤表面的蒸发面积，汗水首先被小粉粒吸收，然后很快蒸发。内服金银花露对防治痱子也有良好效果。如果天气转凉，痱子在几天之内就会消退，只留下一细碎的皮屑。

28. 热天为何易长疖肿

夏、秋季节，有时头部或身上忽然长出一个疱块，由小渐大，成熟时，溃破流脓，这便是疖肿，有的则是疔疮。疖肿是夏秋炎热季节常见的疾病，民间俗称"热疖头"。它是一个毛囊及其皮脂腺和周围皮下组织急性发炎后，所引起的化脓性疾病，以幼儿为多见。

为什么热天容易生疖肿呢？这是由于夏、秋炎热季节，气温高，人体出汗多，毛孔就容易产生阻塞现象，引起发炎；有的是受到汗液的刺激，头部发痒，抓破时受感染而发炎，也有由于受烈日暴晒和进食热食性食物后，造成内热所致。曾有人对容易生疖肿的天气条件进行研究，在50例生疖肿的幼儿中，日平均气温在35℃以上，风速微弱的闷热天气，生疖肿率最高；日平均气温在30～35℃，风速一二级的天气，生疖肿率次之；日平均气温在28℃以下，生疖肿率较低。

明白了致病的原因，我们就应该注意保持幼儿头部和面部的清洁卫生；在夏、秋炎热季节，不要到太阳下面去暴晒；注意室内通风；减少幼儿出汗，饮食也宜清淡。对每年夏、秋季节容易发生疖肿的幼儿，还可以先服些六神丸等药物。

如果已出现疖肿，千万不要去挤压。因为挤压会破坏炎症周围的防御圈，使炎症扩大或使脓液或细菌进到血液里，引起全身感染。尤其是面部三角区（两侧口角至鼻根内）生的疖肿更不能挤压，因为面部的静脉与颅内血管相通，三角区是面部静脉集中区，与颅内血管畅通十分敏捷，脓液或细菌易于进入血管，能迅速引起颅内感染，进而引起血栓性静脉炎，会危及人的生命。

29. 夏天夜里不宜在室外露宿

夏天天气热，昼长夜短，劳动了一天之后，有的人喜欢在屋外找个凉快的地方舒舒服服地睡一觉，可是这对身体是有害的。

我们知道，人在睡觉时身上的汗腺仍不断地向外分泌汗液，以散发体内热量，而睡着以后，整个肌体处于放松状态，其抵抗力暂时下降。特别是夜深以后，气温与体温之差渐大，加之夜晚室外温度一般比室内低，凉风吹来，露水加身，就会刺激肌肤和关节、内脏器官，而导致头痛、腹痛、关节不适或全身发冷，甚至面部神经麻痹等症状。特别是腹部因腹壁较薄，肚子极易着凉，使肠的正常蠕动受到干扰，引起消化不良、腹痛和腹泻。与此道理类似，也不宜在窗口和有穿堂风的地方长时间歇息和睡觉。

此外，露天夜宿，又易受蛇、蝎、蜈蚣等爬虫伤害，以及被蚊子叮咬，可能传染疟疾、乙型脑炎、丝虫病等。可见，夏天夜里不宜在室外露宿。

30. 为什么说"夏不坐木"

夏天的气温高、湿度大，木头，尤其是长期放在露天里的木料、椅凳等，受雨淋露打，含水分较多，表面看去似乎是干的，可是里面却是湿的。太阳照晒后，温度升高，便向外散发出热乎乎的潮气来。如果坐在上面，潮气就会侵入人体，这样便会诱发痔疮、皮肤病、风湿痛和关节痛等多种疾病。所以，"夏不坐木"的说法是有科学道理的。

另外，有些人喜欢在水泥地上放块手帕或纸片，一坐就是好久。水泥地吸热快散热也快，容易使人得关节炎和风湿病。

31. 夏天不宜坐卧在潮湿的地方休息

夏天，太阳火辣辣的，人们在地里干活期间，常喜欢找个阴凉的地方歇响。而许多阴凉的地方，因为太阳照晒不到，地面潮湿；又因为草地的水分蒸发比裸露地要大。因此，若坐卧在潮湿的地方休息，由于人的体温高于地面温度，因此地面的大量湿气向上蒸发，人受湿气熏蒸，极易引起风湿、关节炎、扁桃体炎及腰酸背痛等病症。

再说，潮湿的地方，不但常有病菌繁殖，容易沾到身上；而且不少昆虫往往爬到这些地方活动或躲藏，都将危害人体。所以，歇响一定要选择适当的场地。

32. 夏季为什么容易得眼病

炎热的夏季，温度高、湿度大，最适宜某些病菌的生长和繁殖，许多眼病的发生与流行多在夏季，就是这个缘故。

夏天农忙季节，农民在收割或脱粒时，容易被庄稼的枝叶擦伤角膜，如处理不当或不及时，病菌有了适宜的高温、高湿条件和生长繁殖的温床，便使人很快感染上角膜炎。此病若不及时治疗或治疗不当，都可导致角膜穿孔，甚至造成失明。

还有一种传染性结膜炎，俗称"红眼病"或"暴发火眼"，是一种由病毒引起的传染性很强的眼病。气温在 28 ℃ 以上时最容易发生，而气温在 33 ℃ 以上，风力 3 级左右时，传染最快，来势也猛，漫延更广。割稻时汗水流入眼内，也易诱发结膜炎。

在夏季眼病发生的高峰季节，我们要加强预防工作。对角膜炎主要是预防角膜外伤及感染。预防传染性结膜炎要加强身体锻炼，多呼吸新鲜空气，养成良好的公共及个人卫生习惯等。一旦发生眼病，应及早用药医治。

33. 炎热季节为什么会发生"热邪"(乙脑)

早年间,每年热天,总有一些人在高烧和抽搐中死去,因为不明病因,人们便给它起了一个神秘的名字,叫"热邪"。这就是现在医学上说的流行性乙型脑炎,简称"乙脑",又称为"大脑炎",是一种由蚊虫叮咬传播的急性病毒性传染病。从小孩到老人都可得病,尤其是3~6岁的小孩最易得此病。

乙脑的主要传染源首先是猪,再就是马、牛、羊、犬、鸡、鸭等,人与人之间一般不会造成乙脑的传播。

乙脑的发病有明显的季节性,多发生于7—9月份,这个时期的气象条件适宜于蚊子生长繁殖。而乙脑病毒,在蚊子体内的繁殖受气温的影响很大,气温持续半月在28℃以上时,乙脑病毒的繁殖速度最快,成活率最高,而传染率竟可高达100%。当气温下降到10℃时,病毒就停止繁殖。但它能抗低温,带有乙脑病毒的蚊子可以把病毒储存在体内过冬。由此看来,天气炎热、蚊子密度大时,就容易传染乙脑了。

预防乙脑,一是要搞好圈舍的环境卫生,对幼小牲畜要注射兽用乙脑疫苗。二是要加强灭蚊防蚊。三是对6个月到10岁的儿童,在流行季节前一两个月,进行乙脑疫苗预防注射。也可按中医诊治,用板蓝根、贯仲各15克,野菊花10克,甘草5克,水煎,每周服3天;用冬瓜仁、淡竹叶、莲叶、茅根各适量,水煎服,亦有消暑散热的作用。四是发现有疑似症状如突然发热,体温在39~40℃,并伴有头痛、恶心、呕吐、嗜睡不醒及精神倦怠等,要及时到医院隔离治疗,对严重病人,要及时抢救,以减轻炎症及脑水肿。

34. 夏、秋季节为什么容易得细菌性痢疾

细菌性痢疾即人们常说的"拉痢"。得细菌性痢疾后一般会出现腹痛、发热、腹泻、大便带黏液或血液等症状。痢疾是夏、秋季节最常见的一种消化道传染病，对人体健康十分有害，群众中有"好汉架不住三泡稀"的说法。

细菌性痢疾的主要发病原因是：夏季天气炎热，身体细胞代谢过程加快，出汗较多，自然饮水量也就增多。饮水多则胃液被冲淡，人体的消化能力随之减弱，抵抗能力就相应降低，这样就容易被细菌感染。同时，夏季人们一般喜欢吃冷食，甚至喝生水和不自觉地吃一些生冷食物，或者吃瓜果和蔬菜时，未能洗净和杀菌消毒，病菌乘机入肚，就可能引起细菌性痢疾。

细菌性痢疾是由一种只有在显微镜下才能看见的痢疾杆菌引起的。这种痢疾杆菌生长繁殖的最适宜温度为 37 ℃ 左右，夏季的温度条件正好适宜，并且夏季人们大量饮水，使肠胃的杀菌力减弱，进入口中的病菌就容易在肠道内生存而引起感染，因此，夏季最容易"拉痢"。

痢疾杆菌喜潮湿，怕阳光和高温。它在阴暗的地方可以活 79 天，在水中可以生存 21 天，在青菜和水果上能存活 11 天，在苍蝇体内能活 2～3 天。所以，要搞好环境、饮食和个人卫生，加强水源、饮食、粪便的管理，消灭苍蝇，做到不吃生冷蔬菜、不洁瓜果和苍蝇污染的或腐败变质的食物。把好"病从口入"这一关，就可以预防细菌性痢疾。痢疾杆菌在 56～60 ℃ 的温度条件下，只要 10 分钟就会死亡，在沸水中可被立即杀死，在直射的阳光下 30 分钟就会死亡，所以对餐具进行高温消毒和常洗晒衣服，也可以预防痢疾杆

菌的传染。

一旦得了痢疾要及时到医院就诊,夏季适当吃一些大蒜对预防痢疾有一定效果。

35."风团"只在夏季发生吗

有时人们的皮肤上会突然出现一片片的高出皮肤、颜色粉红或暗白色的扁平包块,形状大小不一,时隐时现,奇痒难忍,若搔抓患处,则包块增大,数目增多,并可融合成环状、地图状等。有些患者常伴有发烧和全身不适,甚至内脏黏膜发生过敏水肿,出现恶心、呕吐等症状。民间常叫它"风团"、"冷饭疙瘩"等。医学上叫做荨麻疹。是人体皮肤对某些因素的过敏反应。造成这种过敏的因素很多,除食物、药物、肠道寄生虫等过敏刺激外,风吹、受冷、过热等气象因素有时也会诱发人体过敏,引起荨麻疹发生。

酷热的夏季,气温升高,某些人的皮肤受高温刺激,皮肤血管受热扩张,血管中的水分渗透到血管外,就成了一块块的疙瘩。另外,在夏季人们多喜欢吃凉性食物,也可能造成过敏反应而发生荨麻疹。

冬春季节,冷空气经常南下,人们因受寒冷的刺激,也可发生荨麻疹。此外,春季有些人对某些花粉有过敏反应,也会产生过敏性荨麻疹。

治疗荨麻疹,要先找出诱因并设法消除,便可很快自愈,但要忌食鱼、虾、蟹及辛辣食物。还可以用新鲜桃叶150克,切碎,浸入1 000毫升纯酒精中,密闭2天,滤出浸液,涂搽疹块(特别是慢性患者)或服用脱敏药物等。

36. 夏天为何易得肠道传染病

肠炎、痢疾、伤寒、副伤寒等统称为肠道传染病。为什么在夏季容易发生这种病呢？

一是夏天气温高，人出汗多，身体失去了大量水分，必须喝水来补充，水喝得多便会冲淡胃酸，而胃酸却是杀死随着食物进入人体病菌的第一道关口。胃酸淡了，进入口腔的病菌就会通过胃进入肠道。加上夏季是吃瓜果的旺季，有些人还喜欢吃生冷食物，所有这些食物都为病菌或病毒入口提供了有利条件，这是夏季容易得肠胃病的一个重要的原因。

二是在夏季炎热的天气里，人体要大量散发体内热量，皮肤内的血管就扩张放松，而肠子上的血管却相对收缩起来，于是肠道内的血液流量减少，产生缺血缺氧现象，这样一来，肠子的抵抗力就小了，更容易受细菌的侵袭而发病。

对于夏季肠道传染病，只要我们坚持预防为主，注意饮食卫生，把好"病从口入"关，做好防暑工作，是可以防止和减少的。

37. 盛夏怎样防冷气病

现在不少农家都装上了电风扇，天气炎热时，电扇一吹，散热降温，好不痛快。但是且不可贪凉久吹，也不宜满头大汗从室外跑进屋，就打开电扇吹起来，这样很容易得病。因为电扇吹来的风不同于自然风，这种人工风，风向固定、风流集中、风量较大，吹得久了，就会使人产生头痛、肩痛、无力或者流鼻涕、打喷嚏，严重时还有失眠等症状，这就是人们所说的"风扇病"。

另外,现在农村也办起了许多制造冷饮的车间,如冰棒厂等。这类厂房车间,由于室内空气在循环使用、反复过滤后,空气中负离子显著减少而降低了空气的清洁度,会损害人的神经功能。加之室内温度低,湿度大,使潜藏的细菌病毒乘机而入从而诱发头痛、高烧、干咳、恶心、呕吐等疾病,严重者还会引起多器官感染。同时,由室外火热的环境一下子进入室内湿冷的环境,还会使人的肩背和关节疼痛,或闭汗闹出毛病来。这种症状,同使用空调降温而造成的室内外温差大所引起的"空调病"是一样的。

上述两种病,都是在炎热天气里人工创造的低温环境引起的,所以又统称为"冷气病"。

预防冷气病,电扇和空调不宜使用时间过长,空调的温度不宜调得太低,更不宜通宵开着睡觉;出汗时最好等息汗后再进室内;室内要做到按时开窗通风换气;条件允许时,可在室内配备负离子发生器,以弥补空调的不足。

38. 什么是干热风病

干热风是根据英文"暖的南风"加上如同燃烧的火热的南风一样而翻译来的,被称为干热风。其标准是气温≥30℃,相对湿度≤30%,风速≥3米/秒。干热风多发生在初夏,这时天气晴朗,日照强烈,地面增温快。气温增高,相对湿度减小,便形成了干热的气流即干热风。主要出现在黄淮平原、河西走廊及南疆盆地等地,在南方则称之为"火南风",但湿度却稍大些。干热风又因摩擦而具有带电的特性。人体受这种干热带电的大气的刺激会产生一系列的应激反应而出现和产生一系列症状或诱发旧病复发,这就是干热风病。主要症状为:疲倦、淡漠、抑郁、无力、眩晕、呕吐、浮肿、心悸、气喘、心绞痛、震颤、蠕动亢进、呕吐、弱视等。

干热风天气与溃疡病穿孔、栓塞、血栓、手术后出血、头痛、偏头痛、急性阑尾炎、胆石症、肾绞痛、心肌梗死等都关系十分密切。此外，焚风天气还会使人的反应速度减慢，事故增加。自然死亡率也以这类天气为高。

干热风病的防治，一般措施包括大量饮水，以纠正失水，补充糖分，以消除高血钾症，缺钠则补充盐分。还可根据尿液的分析进行分型，针对发生反应的不同机理进行处理，这都会取得良好效果。此外，干热风天气时，尽量不要在野外劳作，宜选阴凉处休息。

39. 梅雨季节要预防哪些疾病

我国江淮流域和江南大部分地区，每年初夏6和7月间常有一段连续阴雨时期，降水量较大，降水次数较频繁，这时正值江南梅子黄熟季节，故称"梅雨"。又因这段时期多雨阴湿，器物容易受潮霉烂，故俗称"霉雨"。我国历书规定芒种后第一个丙日为入梅，一般在6月6日到15日之间；小暑后第一个未日为出梅，一般在7月8日到19日之间，入梅到出梅间称梅雨季节。进入梅雨季节时，天气变幻无常，容易发生多种疾病，要注意预防。

风湿病是梅雨季节多发病之一。这是因为梅雨期气温和气压变化快，梅雨纷纷，湿度大，会影响局部组织供血，使风湿病患者疼痛加重，感到这个季节最不好过，把它称为"风湿季节"。风湿病主要累及关节（风湿性关节炎）、心脏（风湿性心脏病）及上呼吸道感染如咽喉炎、扁桃体炎等。对于风湿病的预防，应强调保暖、避寒、防湿，注意居住和饮食卫生,防止上呼吸道感染,经常参加体育锻炼,以增强体质。风湿病一旦确诊后,应采取积极的治疗措施,一般应先进行一个疗程的青霉素治疗,以消除溶血性链球菌感染。通常应用普鲁卡因青霉素40万～80万单位,每天1次,连用2周。对青霉素有过敏反应者,可给予口服红霉素,每天4次,每次0.5克,连用10天。对有慢性病灶的病人,如龋齿、扁桃体炎等应积极治疗。对慢性风湿性心脏病的病人,应预防治疗到成年。否则将会使心功能逐渐减退,最终可致心力衰竭而影响生命。因此,必须早期加以预防。此外,梅雨季节,儿童和青少年在室外活动多且易着凉,细菌乘虚侵入而易发生上呼吸道感染,因此初发的上呼吸道感染疾病以儿童和青少年居多。

神经痛在梅雨季节明显增多,因梅雨期间,气温、气压等气象要素的变化比较剧烈,致使人体内部的组织胺代谢失去平衡,因而刺激神经系统,发生了神经痛。神经痛俗称头痛,包括神经性头痛、血管性头痛、偏头痛等,但不含头痛型癫痫患者。主要表现为胀痛、刺痛、跳痛、钻痛、烧灼痛等。神经痛患者尚有植物性神经系统症状,如恶心、面色苍白、心慌、弱视等。预防神经痛,要注意经常开窗通风,防寒、防湿,常晒被褥,生活应有规律,避免劳累,不宜从事剧烈运动和紧张工作,情绪要稳定,不要太激动和兴奋,环境保持安静等。

梅雨季节也是胃及十二指肠溃疡的高发期。这是因为梅雨期间的天气乍暖乍寒,气压很不稳定,湿度也大,人体内分泌系统的调节功能和神经系统会受到影响,引起胃酸分泌过多或过少、胃及十二指肠蠕动增强或减弱、局部血管痉挛性收缩等改变,而发生消化性溃疡。胃及十二指肠是人体的主要消化系统，俗话说："病从口入"、"寒、湿伤消化"、"乱食害肠胃"……。所以，如感到有胃和十二指肠溃疡征兆，就应及时就诊。但主要在于预防：注意饮食定时定量或少食多餐，以软食为宜，细嚼慢咽，切忌吃剩菜剩饭；若感到胃口不佳，切莫吃辛辣食物，不宜喝浓茶、咖啡，也不宜饮酒、吸烟；若感到胃胀等不适时，切不可长嗟短叹，心情要开朗，多到室外活动；要注意防寒防潮，常晾晒被褥，开窗通气，创造一个舒适的清洁卫生的居住环境，生活要有规律，避免过度疲劳。

此外，气喘病、小儿湿疹等也都容易在梅雨季节发生。先说气喘病的预防，因为气喘病人的支气管具有很高的反应性，也就是说，当其吸入包括烟雾的寒冷潮湿气体时，通过神经反射而发生气喘症状，所以，凡有气喘病史的人应注意防止梅雨季节突然暴发的冷湿空气，避免吸入冷湿性气体是防止气喘病的根本措施。因此，有气喘病史的人在梅雨季节宜少到户外活动，特别是不宜顶风冒雨在野外长久逗留。至于小儿湿疹，主要是梅雨季节天气气候阴冷潮湿，人体一时不能适应，抵抗能力降低而致。这一时期对小儿应特别注意防阴冷和潮湿，要常晒被褥，勤换衣服，室内常开窗换气。

总之，梅雨季节要注意收听收看天气预报，根据天气情况采取相应防御措施。

40. 夏季为什么不宜打蛔虫

在农村，蛔虫是儿童中一种常见的寄生虫。凡有蛔虫的孩子多面黄肌瘦，平时好用手抓食吃。有经验的妈妈，常可从孩子大便中发现有如针尖般的白色幼虫或大便时拉出成虫。若到医院做粪便检查也可知道是否有蛔虫。但不少孩子服了驱虫药以后,却没有打出蛔虫来,这是怎么回事呢?问题就在于没有掌握好恰当的驱蛔虫的时机。

一条雌蛔虫一昼夜可产卵20万个。虫卵随粪便排出体外后,对低温及干燥环境的抵抗力很强,一般在土壤中可存活1~5年。若遇到适宜的温度和湿度环境时,约经9~15天就可发育成含有幼虫的成熟卵。由卵变为含有幼虫的成熟卵最适宜的温度是26~30℃。已成熟的卵在20~35℃的温度下,生命力极为旺盛,可以黏附在泥土、蔬菜、水果和手上,也可以存活于水中。人饮用了被虫卵污染的水或食用了带有虫卵的食物或用黏附有虫卵的手抓东西吃等,成熟卵就会随之进入人体。虫卵在人体内孵化发育成幼虫,但孵出的幼虫并不马上在肠内定居,而要在人体内经过"长期旅行"以后,才在肠内生活。即孵出的幼虫先钻入肠壁,经小血管进入肝脏,再移往肺部。幼虫在肺内两次蜕皮,穿过微血管进入肺泡,沿气管到咽部,然后咽进肚里,最后到小肠定居下来。这段曲折的"旅行",需要60~75天。由此可见,夏天进食的虫卵,要到秋、冬季才能变为成虫。并且夏季孩子在野外活动多,又是蔬菜、瓜果生产旺季,食进虫卵的机会也比其他季节多。所以,夏天驱蛔虫的效果当然不好,而秋、冬季才是驱蛔虫的最好时期,并能把蛔虫"一网打尽"。

蛔虫还有钻孔的习性。夏季天气炎热,人体温度偏高时,蛔虫就在肠内骚动乱窜,东钻西钻,如果此时服下药,蛔虫在拼死挣扎前,更加大了钻进胆道(胆管开口于小肠)的可能,而发生胆道蛔虫症。蛔虫又有打眼和打堆的"爱好",可把肠子打破,引起肠穿孔和腹膜炎;打堆时会使肠子堵塞,引起肠阻塞病。天热打蛔虫还会影响孩子的胃口。所以,夏季不宜打蛔虫。

41. 劳动出了汗不宜马上洗冷水澡

天热劳动时，往往会浑身大汗。有些人贪图凉快，出了汗马上就洗冷水澡，而这样就很容易生病。

人在劳动时，全身小血管扩张，血液循环加快，身体里的热量通过皮肤散发一部分，也通过汗水带走一部分。

可是，当人们汗流浃背，感到特别热时，皮肤表面的温度高达 30 ℃ 以上，体温与冷水的温度相差很大。如果此时受冷水刺激，皮肤下面的血管就会立即收缩，汗腺的分泌便立即停止。这样一来，身上散热的途径几乎全被堵死，体内的热量散发不出去，体温就会升高。再说，发热的身体突然受到寒冷的刺激，抵抗能力便会降低，容易受细菌侵害。

正确的做法是，干活出了汗，应先歇一会儿，等身上多余的热量散得差不多了，再去洗澡。尤其是洗冷水澡时，应该先用冷水搓搓身子，待身体逐渐适应后再洗，这样才不容易得病。

42. 剧烈劳动后不宜马上吃冰棒

剧烈劳动时，由于全身的活动，肌肉收缩加强，会产生大量热量，使体温升高（据测定，比通常要升高 0.5～1.5 ℃）。同时人体为了保持正常体温，就要通过出汗等途径来加强散热作用。这时口腔和呼吸道等处黏膜的蒸发作用也随之加强，因而感到口渴，想吃冷饮。

但是剧烈劳动后，若马上吃下许多冰棒或冷饮，就会使胃肠等消化器官受到强烈的刺激，使胃肠蠕动增加，产生强烈的收缩，并可听到肠子内咕咕作响或伴有剧烈的胃痛。

再说，人体内的血管也会热胀冷缩，即受热刺激时血管口径舒张扩大，受冷刺激时，血管径缩小。当吃下温度较低的饮食后，胃肠受到冷的刺激，其血管就缩小，使消化和吸收功能发生障碍，以致产生腹泻等症状。同时，过强的冷刺激，还可使喉部发炎、喉痛发哑。

43. 在热天食物为什么容易变坏

微生物在食物里繁殖，能使食物发酵腐败。微生物繁殖得快，则食物腐败得也快。造成食物腐败的微生物和引起人们食物中毒的细菌，最适宜生存的温度范围是 20～30 ℃。在这个温度范围内，微生物大约 30 分钟繁殖一次，比如中午 12 点做好的饭菜，如有 1 个腐败菌，到下午 3 点就可以变成 64 个，到深夜 11 点变成 1 700 万个，到第二天中午就能繁殖到 142 万亿个。而一般情况下污染食物的腐败菌远不止一个，故此，天气热时，食物很快就腐败了。

食物的腐败，就是通常说的"变馊了"。馊了的食物中含有大量腐败菌，人们吃了馊饭馊菜，可能会引起食物中毒或肠道感染等疾病。所以，不要吃馊饭馊菜。就是冷饭冷菜也要煮沸以后再吃才好。

44. 为什么水灾后要注意预防伤寒病

伤寒病，俗称肠热病、大热症，我国古代医书中早已有"伤寒"之名，可分为伤寒、副伤寒（甲、乙、丙），是由伤寒杆菌引起的急性传染病。主要症状是初起时发热，体温达 38 ℃左右，而四五天后却高热；患者食欲不振，腹部有胀感，有腹泻或便秘；有脉缓、舌苔厚、舌尖舌边呈绛红色等症兆。多数患者肝脾肿大,少数还有淡红色皮疹。此病多发生于夏秋季节,与饮食卫生关系极为密切。它是由伤寒杆菌进入消化道而引起的急性传染病。

伤寒杆菌,在0℃以下低温环境中,可生活几天;但在强烈的阳光下,只能生存数小时,在60℃高温下,便很快死亡,100℃时立刻死亡。它特别喜欢阴暗、潮湿的环境,在粪便中可生活1~2个月,在水中可生活2~3周,所以,水是伤寒杆菌的主要传播途径。

因此,如果下雨过多,发生水灾时,被伤寒杆菌污染的厕所、粪坑、垃圾堆被水冲以后,伤寒杆菌便会随着洪水漂流,使受水淹地区的水源及蔬菜等受到污染。如果人们重建家园时,没有对它们进行彻底消毒,就容易引起伤寒病流行。所以,过去把水灾同瘟疫连在一起,是有科学道理的。

伤寒病的防疫措施,主要是保护好水源,做好粪便和垃圾的处理;要注意饮食卫生,切实做好灭蝇、防蝇和灭蟑螂等工作。一旦发现病人,要及时隔离与治疗。特别是对消化道出血的病,用药物治疗是刻不容缓的。

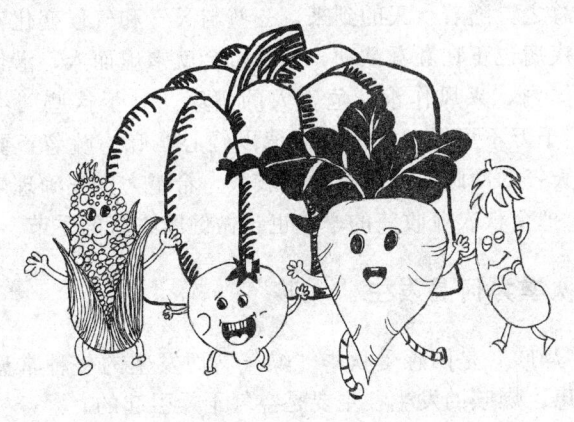

三、秋季常见的气象病

45. 如何正确理解"秋冻"

俗话说"白露秋分夜,一夜冷一夜",意思是说:随着秋天的到来,天气开始转凉变寒。不少人都讲究"秋冻养生",所谓"秋冻",就是说秋天应不急于增穿衣服,而应冷着点好。所谓秋冻养生,就是随着天气变凉,适当地少穿点衣服,有意识地让肌体冻一冻,以提高身体的抗寒能力,达到强身健体的效果。但凡事都要有"度",当有强冷空气活动,气温骤降时,一味追求秋冻,反而会招灾惹病。另外,秋冻也要因人而异,儿童身体调节能力较差,老年人抗病能力较低,都难以承受寒冷刺激,故不宜秋冻;而有支气管炎、哮喘病、冠心病等病史的人,一旦感冒着凉,很容易导致旧病复发或病情加重,当然也不宜秋冻了。

总之,随着秋天的到来,一些与天气和气候变化密切相关的疾病也正在蠢蠢欲动,一遇机会就乘虚而入,潜伏到人的身体内,兴风作浪,危害人的健康。对于这些"不速之客",千万不可因"秋冻"而掉以轻心,麻痹疏忽,要注意根据天气的冷暖变化适时增减衣服。希望大家正确理解"秋冻",把金秋农业收获的季节也当做健康收获的季节。

46. 秋季为何易发生"燥咳"

"燥咳"是因感受秋季"燥气"而发生的一种常见的外感疾患。燥咳的发生,主要是空气干燥引起的。

我们知道，春、夏季雨水较多，大气中的水汽大多成云致雨降落下来，夏季太阳强烈照射，水汽蒸发强度大，加之伏旱阶段经过烈日的烘烤，进入秋季，空气就比较干燥。干燥的气候常引起人的身体不适应，出现唇干、咽喉干、舌枯鼻燥、口渴少痰等症状，并刺激喉咙发痒而发生咳嗽，这就是秋季燥咳的最主要原因。

另外，冷热不调，也是燥咳的一个诱因，秋季气温忽冷忽热，容易使人受凉感冒发生咳嗽。根据温度条件，燥咳可分为温燥和凉燥两种类型：一般以中秋节为界线，中秋节之前，有暑热的余气，多为温燥，此时风寒较轻，患者头痛发烧，喉干鼻燥，口渴，干咳少痰；中秋节之后，秋风渐紧，寒凉渐重，多为凉燥，患者鼻塞无汗，咽干唇燥，咳嗽痰稀。

由于燥咳是"燥气"致病，所以用一般的化痰止咳药治疗，不但效果不佳，还会使病情加重。温燥的治疗主要是疏风清热，润肺止咳。凉燥的治疗主要是疏散风寒，润肺止咳。只有对症下药，才能药到病除。此外，加强身体锻炼，提高身体的抵抗能力；注意天气气候变化，及时增减衣服；少吃煎炒、油炸等燥热伤津的食物，多吃一些具有生津润肺作用的瓜果和蔬菜，如雪梨、沙梨、西瓜、木瓜、葡萄、苹果、苦瓜、黄瓜、冬瓜等；注意科学饮水，宜少量、多次，宜慢饮，忌暴饮等，都能收到较好的预防效果。

47."秋乏"是病吗

俗话说："春困秋乏夏打盹，寒冬三月睡不醒。"这是不同季节人体的自然生理反应。

夏天，人体大量出汗，使水盐代谢失调，胃肠功能减弱，心血管系统的负担增加，身体处于过度消耗阶段。到了秋天，气候凉爽宜人，人体出汗减少，肌体进入到一个周期性的修整阶段，水盐代谢逐渐恢复平衡，心血管系统的负担得以缓解，消化功能也恢复到正常状态，此时身体却有一种莫名奇妙的疲惫感，这就是秋乏。其主要表现是口干舌燥、小便赤短、大便干燥、浑身无力、嗜睡不醒等。虽然经过一段时间的调整与适应，秋乏现象会自然而然地消除，但最好还是采取适当的防治措施。

预防和化解秋乏，首先要保证充足的睡眠，尽量早睡早起；其次饮食要清淡，不吃或少吃辛、辣、烧烤食物和油腻的肉食，多吃胡萝卜、大白菜、苹果、海带等富含维生素的碱性食物；适量增加优质蛋白质的摄入，如豆类、瘦肉、鸡蛋、鱼等；再就是要注意劳逸结合。

48. 秋收季节怎样防止谷痒症

谷痒症也叫"谷疮"，医学上命名为虫咬性皮炎。它是发生在人体肩背部、脖子及手臂上的小红斑或丘疹疙瘩，又痒又疼，是广大农民参加秋收劳动时经常发生的一种皮肤病。

谷痒症的发生，主要是由于作物在收获前感染过黑穗病、赤霉病或斑锈病或受阴雨潮湿而发霉，以致稻草、麦秆、谷穗或谷粒上很自然地就附着大量的霉菌、曲菌孢子及细菌等产物。收获时，这些霉菌、曲菌孢子和细菌等产物与人体皮肤接触，就产生刺激作用，阻塞皮脂腺、汗腺的正常代谢，降低了皮肤的抵抗力。另外，在谷物茎秆或谷穗上，还有一些肉眼很难看见的蒲团虫、米鲜虫、沙蚤、螨虫等小虫，它们一遇到人体皮肤就叮咬，同样也使人产生谷痒症。

治疗时，可在患部使用止痒剂或涂搽些消炎类药物，如，1%～2%的薄荷炉甘石洗剂，5%的樟脑酒精或风油精等，也可以采用新鲜的马齿苋、野菊花、夏枯草、青蒿、南瓜叶等，任选一种，捣烂后涂敷患处，也具有消炎止痒的作用。当疼痒难受时，千万不要用手抓破皮肤，以免感染化脓，应及时请医生作局部消毒和全身性的抗感染治疗。

谷痒症是可以预防的，例如：保护人体裸露部位的皮肤，不使其直接接触谷物或劳作时在裸露部位涂一些防护霜或风油精；家庭使用的草墩、草垫、草席等要经常翻晒，入仓谷物也应经常翻晒；房屋和仓库要保持干燥通风，必要时可喷洒消毒杀虫剂；劳作之后及时洗涤和更换衣物等。

49. "农民肺"是怎样感染的，如何防治

"农民肺"又叫"过敏性肺"，俗称"打谷人肺"、"收割人肺"。它可分为急、慢性两种类型。急性农民肺起病急骤，表现为体温38～39℃的发烧、头痛、乏力、干咳等症状；严重时则气促，痰中带血，常被误诊为感冒。慢性农民肺除咳嗽气促外，其余症状不明显，很容易被误诊为慢性支气管炎。

农民肺的感染，主要是由于气象条件引起的。在温度高、湿度大的多雨季节，稻草或麦秸等受潮后，在堆放储藏过程中发热霉变，使一种嗜热性放线菌得到大量繁殖，产生直径0.7～1.5微米的孢子体。当翻晒发热霉变的稻草或麦秸时，大量孢子体就飘扬在晒草场上空，孢子体多时每立方米空间竟达15亿～17亿个。农民在翻晒霉草时，通过呼吸每分钟就能将约75万个孢子体吸进肺内。这么多的孢子体吸进肺里以后，便会在终末支气管与肺泡交界处沉积起来，

引起肺泡炎,即感染为农民肺。

这种外源过敏性肺泡炎,有时在收割、脱粒、清扫谷仓,以及用霉草进行副业加工等生产劳动中,或者在蘑菇房里作业,也能使人感染此症。另外,禽类饲养人员因受鸡、鸭、鸽等的排泄物、血液及羽绒感染也可致病。

农民肺患者发病时,必须立即脱离霉草粉尘环境,必要时采取给氧或静卧等对症处理措施,严重者应到医院治疗。

为了防止此病发生,在生产劳动中应注意:收获的禾草要晒干,防潮防霉;当禾草发霉需翻晒时,应戴上防尘口罩,并尽量在上风方操作。在进入蘑菇房内工作之前,应先将通气门窗或洞孔打开,把房内废气排掉,并且每隔1～2小时需到房外活动休息一会儿。

50. 秋季为什么多露肩风

露肩风大多发生在50岁左右的人,所以有人管它叫"五十肩",它是秋季常见的一种无菌性炎症,医学上叫做肩胛周围炎或肩周炎。

秋季露肩风患者明显增多,主要与秋季天气昼热夜凉有密切关系。它是因为人们入睡时,天气凉,被子盖得不好,肩部露在外边受风着凉所引起的。有时后半夜冷空气来临,温度明显下降,肩部更易受风着凉而患此病。据研究,入睡时室内温度在18 ℃以上,深夜室内温度在13 ℃以下,就可能发生露肩风。

一般炎症是由细菌、病毒、寄生虫感染所引起,但是,诸如低温、高温、放射线及强酸、强碱等物理和化学因素,也可引起炎症,这是由于炎症是人体对致病因素及其损害作用产生的一种反应。当肩部受风和低温刺激时,人体为了加强防御，便产生一系列的防御反应。首先是肩部的毛细血管扩张，血流加速，表现出皮肤发红，接着血管出现扩张充血，血管内压力增高和管壁的通透性增加，血液中的液体和分子较小的白蛋白，从血管渗出到组织中去，引起局部肿胀，由于局部血液供应丰富，温度就升高，加之肿胀压迫神经末梢，因而疼痛。故此说这是肩胛周围发生了炎症，严重的发炎，还可向肩胛区与上肢扩散，以致肩关节、肘关节活动受限及多处疼痛。

为了预防露肩风的发生，应该注意不在室外睡觉、过夜；秋凉时要穿有袖子的衣服睡觉，要盖好被子，防止肩部外露受风着凉。露肩风的治疗以按摩、理疗结合针灸为好，针灸以肩颙穴为主，配以止痛药，一般15~20天可以痊愈。

51. 秋冬季节为什么容易流鼻血

流鼻血即鼻出血，也叫鼻衄。引起鼻出血的原因是多方面的，也比较复杂，医学上常把它们归纳为鼻腔局部和全身性两个方面的原因。秋冬季节鼻子出血大多是由于干燥的天气气候条件引起的局部原因。

那么干燥的天气气候条件为什么会引起鼻出血呢？要弄清楚这个问题，首先要了解鼻子的构造特点。人类鼻腔的内壁是一层湿润的鼻黏膜，鼻腔里面的毛细血管十分丰富，特别是鼻腔前部的中隔前庭区，毛细血管不但丰富，而且表浅、密集成网，医学上常称为"易出血区"。由于鼻腔是呼吸的通道，对温度、湿度、气压等气象要素反应特别敏感。当空气干燥时，常常会使鼻黏膜变干、结痂、皱裂。由于鼻腔干燥发痒，往往就自觉不自觉地揉捏鼻子，从而引起出血,或者当鼻黏膜皱裂时,毛细血管裂断,也会出血。

我国各地秋冬季节天气气候一般比较干燥,这是引起鼻黏膜干枯和毛细血管皱裂的气象原因。因此,秋冬季节出现流鼻血的情况就比较多见。

在劳动过程中,一旦发现鼻出血,不要惊慌,可采取简易的治疗措施,让患者半坐半卧,安静休息,用冷湿毛巾贴敷鼻根部和额部或后脑勺,如果条件许可,也可用冰袋冷敷,一般即可止血。如果无效,还可采用指压法,即让患者用拇指和食指捏住鼻翼,头向前倾,张口呼吸,两指向鼻中央压挤约5～10分钟可达止血的目的。此外,可取大蒜适量,剥去外皮,捣烂,敷在两个足心(涌泉穴位)上,外用纱布包扎,待血止后即可拿掉。如果血涌不止,则应立即送医院治疗。如果经常发生出血,需及时到医院检查,找出病因,及早进行有效治疗。

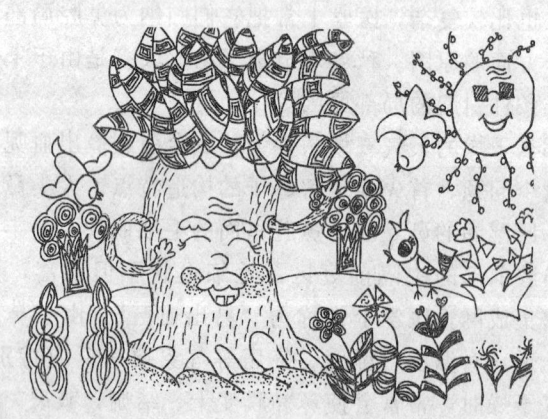

四、冬季常见的气象病

52. 为什么有些人易患冬痒病,能预防吗

有些人一到冬天皮肤就发痒,特别是晚上睡觉时更是奇痒难忍。奇痒多发生在两大腿内侧、小腿屈侧、关节周围及前臂屈侧,老年人则常发生在腰部和躯干部位。有人称之为冬痒病。

引起冬季皮肤发痒的原因,主要是因为冬季天气气候寒冷,空气干燥,人的肌体为防止体热散失,皮肤及皮下毛细血管收缩,皮脂腺和汗腺的分泌与排泄随之减少,因而刺激皮肤中的末梢神经,使人发痒。其次,冬天洗澡、换衣次数减少了,皮肤和内衣上污垢增多,而影响皮脂腺和汗腺的分泌与排泄功能;穿毛线衣及化纤衣物刺激皮肤;多吃辛辣等刺激性食物等等,也会引起皮肤发痒。另外,有些慢性病患者(如肝病),也会出现这种症状。

预防冬痒病,宜穿柔软而爽身的内衣,以纯棉可防静电者为好,避免衣袖和裤口通风,要勤换内衣;洗澡时不要用碱性太大的肥皂和太热的水,洗澡次数不宜太多,一般每周一次即可;少吃辛辣食物,多吃蔬菜瓜果,可适当多吃一些含油脂的食物,如芝麻、花生、瓜子、核桃、黄豆等,避免吸烟、饮酒、喝浓茶等。

53. 冬天头皮痒是病吗

到了冬天,有的人头皮发痒,有时痒得格外难受,只好

用手去抓，但越抓越痒。

据试验报道，从头部散失的热量，当气温为 15 ℃时，约占人体总产热的三分之一；气温为 4 ℃时，则达到二分之一，如果气温降到 -15 ℃时，竟达到四分之三。这说明气温越低，头皮毛细血管负担的散热任务越大。而人头部皮下的毛细血管十分丰富并在浅表，极易散热。冬季气候干燥寒冷，头部为了防止大量散热，毛细血管收缩，头皮的皮脂腺和汗腺的分泌与排泄受到影响，刺激头皮中的末梢神经而发痒。再说，干燥的气候，也会引起头皮干燥，致使头屑增多。所以，当头皮发痒用手抓时，白色的小头皮屑便纷纷而落。可见，冬天头部发痒，并不是什么病，而是寒冷干燥气候环境以及其他（如饮食、水质等）因素造成的。

那么，冬季怎样保护头发呢？一是要经常梳理，这样可以除尘散热，减少头皮瘙痒，使血液流畅，精神振奋；二是经常保持头发的清洁卫生，但洗头次数也不宜过多，一般每周一次为宜；三是洗头后，在头发晾干之前，切勿在火上烤，以防温度过高，损伤头发的弹性，使头发发暗而失去光泽；四是每次洗发时，可在盆中滴几滴醋，然后洗发，对减少头皮屑有一定效果。

54. 为何冬天皮肤易脱皮

到了冬天，有的人皮肤不但发干而且变得粗糙，并出现一片片灰褐色互相连接的鱼鳞状脱落，特别是小腿前面、手臂外侧及背部更加明显，像蛇皮一样，群众称它为"蛇皮病"，医学上叫"鱼鳞病"。据分析，患鱼鳞病的只是少部分人，但患者常是全家人都有发病，并且往往从小就开始。鱼鳞病症状在夏天不明显，一到冬天就脱皮，严重的皮肤损害得像锉刀一样粗糙,还会使人感到不舒服。此外,有一些妇女的面部皮肤常容易发干,使细嫩红润的面肤变得粗糙难看。这是为什么呢?

原来,人的皮肤上有一层油,叫做皮脂,是皮脂腺的分泌物,起保护皮肤的作用。到了冬天,天气、气候寒冷干燥,皮脂腺及汗腺的分泌物减少了,而皮肤水分蒸发较多,加之皮肤受寒风侵袭和灰尘刺激,就会使皮肤组织失去弹性和韧性,出现发紧、发皱,不像夏天那样滋润有光泽。如果是体肤,就产生鱼鳞状脱皮,如果是面肤,则会发生干枯粗糙现象。

有上述病史的人,冬天可以在皮肤上搽一些油脂类的护肤品,以滋润皮肤,并适当服用维生素 A 和多吃一些含维生素 A 的蔬菜,如胡萝卜等。饮食方面应忌虾、海鲜、酒及辛辣食物。

55. 冬天皮肤为何皲裂,与皴裂是一回事吗

冬天,有些人的手、脚等部位常发生裂口,并且轻则痛痒,重则流血,这就是皮肤皲裂。

冬季寒冷干燥,皮脂腺及汗腺的分泌物减少,而在室外干活时皮脂又容易挥发,这样皮肤因干枯而发生皲裂。据观察,气温降至 4 ℃以下,相对湿度降到 67% 以下时,皲裂发生率明显上升。

另外,若常接触冷水,则皮脂经常被洗掉,当洗后受冷风刺激时,则因皮肤干、脆,常裂开一条条细缝,严重时裂缝中还会冒出鲜血,刺痛难忍,群众称之为"皴裂"。皴裂同皲裂是一回事,所不同的是,皲裂为纯粹的寒冷干燥气候所致,而皴裂是下冷水后遇寒冷所致。皴裂多见于农村用冷

水洗衣洗菜的妇女之手,和涕泪常流的小孩的面部皮肤。对于皲裂的预防,主要是尽可能地减少下水次数,或者下了水马上擦干;小孩脸上的涕泪要经常擦洗干净。

至于皲裂的预防,主要是在患处搽些防裂膏或蛤蜊油等,以保护皮肤的滋润。另外,冷天多吃萝卜、菠菜等也有护肤、润肤的作用。

如果皮肤已经皲裂,可用无刺激性的油膏涂搽,也可用苯噻卡因、鱼肝油各一份和凡士林、羊毛脂各 40 份,混合调匀后搽在裂口上。不仅能止疼,还可以使皮肤很快收口。此外,使用下述方法也可收到较好的疗效。

方法一:把一个香蕉,放炉上焙热,然后用水洗患处,待裂口处皮肤变软后,用香蕉少许搽患处,并进行摩擦,一般连用数次可愈。

方法二:把一个猪的胰脏,用适量酒浸泡后,洗搽患处。

再者,妇女在露乳喂奶时,乳头因被婴儿吮吸浸渍后,又遇寒冷刺激,也同样会出现皲裂,称为乳头皲裂。可用适量经霜打的小茄子焙干研碎,再调以少许香油涂于患处,一日数次。

56. 迎风流泪是病吗

在眼球的外上方有一个泪腺,它的功能是不断地分泌泪液。泪液可使眼球经常保持湿润,使黑眼球透亮而能清楚地看东西。在正常情况下分泌出来的泪水,除蒸发一部分外,便不断地由眼内的泪道流入鼻腔,而不会流眼泪。倘若泪液分泌过多或泪道变细或阻塞,就排出眼外,叫做泪溢。

泪溢与气象条件有着十分密切的关系,夏天温度高、蒸发快,泪液也因此而蒸发较多,故泪溢较轻。而到了冬季则相反,如果受到冷风刺激,泪道就会收缩,泪液就不能正常排泄,于是加重了流泪。冬季天气较冷,室外温度一般都比室内低很多,如果从房子里忽然走到室外,受到冷风刺激,泪腺的分泌增多,而冷天蒸发慢,泪道变细,因此,眼泪积聚在眼内,并情不自禁地不断地流出来,这就是我们平时所说的"迎风流泪"。

轻度的迎风流泪是一种正常的条件反射现象,能在很快适应外界条件之后就消失了。但是,比较严重的迎风流泪或其他原因(如沙眼)的流泪,就应当及时就医。当然,迎风流泪与气流所夹带的各种物理和化学物质的多少,关系十分密切,这是空气污染的问题。但应查明原因,及时治疗。否则会影响视力。

57. 冷风能吹歪嘴吗

有的人早晨起床后,对镜一照,发现自己左眼睁得溜圆,左半边脸比平日长了一些,嘴巴向右歪斜,右嘴角向下坠,还流着口水。过去,人们不明白这是什么缘故,说这是"鬼风"吹歪的。医疗气象学经过大量的观察分析,对此作出了科学的回答:这是由于患者靠窗口睡觉而又未关窗户,被冷风吹歪的,并把这种病叫做面瘫或面神经麻痹症。

人脸部的肌肉是能表达喜怒哀乐的表情肌。表情肌里布满了许多像棉线一样的面神经管,它不但又细又长,而且要经过狭隘的管道,因此很容易受不良因素影响而发生麻痹。当麻痹之后,便会出现瘫痪状态。于是表情肌瘫痪的部位,就会丧失表情能力,造成皱纹变直。

寒冷是影响刺激面神经的重要因素之一,如果睡觉不关窗户,头部靠近窗户,若冷风不断地从窗子吹到熟睡者的脸部,就会使神经管受冷风的刺激而发生麻痹,出现瘫痪而口眼歪斜。

有人在乘车时,靠窗的一侧脸上也可能因凉风的刺激出现面神经麻痹症。

出现了这种病,患者无痛痒感觉,但有不适感,一般只是暂时的瘫痪和影响人的面貌,并非大病,经过短时之后,仍可恢复。防止这种病的办法是睡觉时避免头部靠近窗、门通风处,不让冷风长时间地直接吹袭。如果是其他原因所引起歪嘴,如抽风等,就应立即去医院诊断了。

58. 寒冷时为何人会发抖和起鸡皮疙瘩

天冷时,外界环境温度低,人体表和外界温度差别变大,体表散热较快,需要多穿衣服以减少散热,如果此时衣着单薄,就会感觉寒冷。从人体的调节功能来看:冷得厉害时,人体的肌肉就要通过增加运动来产生热量,而使体温保持正常。由于肌肉在运动时的产热量要比安静时高出10~15倍。故此,当温度降低时,肌肉的活动也会加强,于是,肌肉就会不自主地战栗发抖。冷得发抖,就是人体抵抗寒冷的一种自卫现象,并非有病,它是向人报告应当赶快御寒的讯号。

这种人体抵抗寒冷的自卫现象,有时还会在皮肤上出现鸡皮疙瘩。这是由于当人体皮肤受到寒冷的刺激时,皮肤下面的感觉细胞立即通过神经告诉大脑。大脑得到信息后,便马上发出命令,通知皮肤上的汗毛孔收缩,这时,汗毛下面有一种叫竖立肌的肌肉,也接到大脑发来的收缩命令,使汗毛竖立起来。于是,皮肤的表面就变得很紧密,如同一堵墙壁一样，使身体内的热量不易散发或减少汗液蒸发，从而皮肤上便出现了鸡皮疙瘩。

59. 冬季为何有的人手脚冰冷

有些人，特别是上了年纪的人，每到冬天就感到四肢冰冷，白天还可以，夜晚则寒冷难受，甚至入睡后整夜不暖。这是由于在气温7℃以下、空气湿度较大的环境中，就可使人感到四肢冰冷，而气温降到2℃以下时，则最容易出现四肢冰冷。如果在这种环境中，采暖、保暖不好，室内和被褥潮湿，或者是有的人年纪大，体质弱，又缺乏适当活动，则四肢冰冷的感觉更为明显，甚至盖了被子，睡上一夜也暖和不过来。这是由于人的手脚，离心脏较远，血液循环比较差，加上手脚的皮下脂肪少，当外界天气变冷时，受低温的影响，四肢血管收缩，血流减少，就出现冰冷的感觉。所以农民说："血脉不通，手脚冰冷。"预防的办法主要是，根据个人身体情况，要有适当的劳动和活动，注意保暖；睡前用热水洗手洗脚，或者被窝内放烫壶、暖水袋之类的取暖物，可收到较好的效果。当然，这种情况也是因人而异，因为除了气象因素外，还与身体素质、遗传、饮食、室外活动时间长短等有关。所以，加强预防十分重要。

60. 有些女青年冬季用冷水洗手时手指为何会苍白和痛痒

有些农村女青年，在冬季用冷水洗手时，常常出现手指苍白和痛痒现象。这种现象大多在几分钟内消失。这是一种什么病呢？医学上称为雷诺氏病，也有医生把它叫做肢端动脉痉挛病。这种病多发生在冬季,寒冷是诱发本病的主要因素。由于某些人(特别是20~30岁的女青年)手指尖端动脉血管对寒冷有过敏反应,当手指尖遇到寒冷刺激时,指尖的血管便发生痉挛性收缩,以致血管的内膜增生、血流不畅、血管阻塞等,于是引起两手指对称性地先变白无血色,继而可发紫,手指冰冷、刺痛。有一些患者可在短时间内频频发作,甚至每次发作的时间逐渐延长,以至在温暖季节当环境温度稍微降低或情绪激动时,都可引起发作。这样的病人应该及时治疗。若延误治疗,有可能引起指尖溃疡、指甲脱落及指端坏死等不良后果,应予注意。

对于雷诺氏病的预防,主要是在寒冷季节严格采取保暖措施,防止局部受寒和外伤,避免下冷水,并抓紧治疗,以免引起其他血管损伤性疾病。

61. 为什么受了风寒容易落枕

落枕,是冬、春季节易发生的一种常见病。它是由于睡觉时姿势不良,头颈长时间处于过度偏转的位置或因睡觉时枕头不合适,过高、过低或过硬,使头颈处于过伸或过屈状态所致,也与颈部受风寒湿冷的影响有十分密切的关系。在冬、春季节,房间里的温度较低,睡眠时被子未盖好,使颈部某一部位的肌肉受寒冷刺激而使小血管收缩,发生痉挛,并牵扯其他未受影响的肌肉。这样,颈部的肌肉就处于持续紧张状态,以致一侧或两侧酸痛,活动受到阻碍或是抽筋强直,头不能转动,严重时疼痛还会扩散到肩胛和臂膀。

由于寒冷而引起的落枕,在室内温度降到12℃以下时,最容易发生。因此在睡觉时,如果房子里温度不太高,要注意盖好被子,临睡前要把门窗关好,头部不要朝门窗,以防冷风刺激。万一发生了落枕病，可贴风湿止痛膏，也可采用推拿疗法，促其尽快恢复。如果是轻微的落枕，可自己缓慢坐在床沿，双脚落地，双手撑腰，头左右轻摆或转5～6次，再前后仰5～6次，反复进行，即可恢复。当然，如果落枕经常发生，且风寒只是一个诱因，则应到医院进行检查，是否是颈椎病，以便及时医治。

62. 睡眠时，腿受凉为什么会抽筋

如果腿受了凉，有时会引起抽筋。这是因为在小腿后面"腿肚子"上有两条坚实有力的肌肉，其中浅层肌肉叫腓肠肌，深层肌肉叫比目鱼肌，它们合在一起向下在小腿后面和腿腱相连接。在正常情况下，这两条肌肉的活动是受人的主观意志支配的，伸腿时它们便放松，弯腿时则收缩。但是，小腿前面的肌肉恰恰相反，即每当小腿后面的肌肉收缩时，前面的肌肉就要对它进行限制。当人们入睡后，不小心将腿部露在被窝外面，如果受了凉，小腿后面的这两条肌肉就会不受主观意志的支配而自行收缩，这时小腿前面的肌肉也不能很好地对它加以限制。结果，小腿后面的两条肌肉就会收缩得很紧，像绷紧的绳索一样。由于肌肉过分收缩，而刺激神经便产生疼痛，这就是人们常说的抽筋或腿抽筋。当发生抽筋时，如果用手触摸这两条肌肉，还会感到硬得像长了疙瘩一样。

据统计，当室内温度低于15℃时，就容易发生腿受凉抽筋。在寒冷的季节里，如室温较低，要预防腿抽筋，睡觉时就要注意保暖，盖好被子，不让腿部露在外面受凉。对那些有腿抽筋毛病的人，最好是穿着长裤睡觉，在冬季寒冷时，可在被窝里放一个暖水袋或使用电褥子，提高了被窝内

的温度,就不容易闹腿抽筋了。

当发生腿抽筋时,可以朝其作用力相反的方向扳脚趾并坚持1~2分钟即可见效。具体做法是,如果小腿后面的肌肉抽筋,可一方面扳脚使脚板翘起,一方面尽量伸直膝关节;若是小腿前面的肌肉抽筋,可压住脚板并用力扳屈脚趾。

另外,腿抽筋还与在水中(特别是凉水)作业、游泳、在山洞中穿行、异地旅游、突然受惊吓等有关。摔倒、滑倒、双腿猛然用劲受力、爬梯、悬空作业和受伤者也可出现抽筋征状。严重者则应医治。

63. "坐月子"的房间能开窗换气吗

妇女产后,大都身体虚弱;新生婴儿也还不适应初生后的环境,都需要有一个调理过程,所以,在坐月子期间,要注意卫生和防病,以保护母婴健康。因此,人们有个传统习惯,就是特别注意避风,这是有一定道理的。可是注意避风并不是说要把门窗关得紧紧的。倘若门窗关严了,屋内空气与外面不流通,逐渐浑浊,则有利于病菌的繁殖,因而诱发疾病。有人在屋子里做过观测,发现屋子在不开窗的时候,每一米见方的空间里,有19 000个病菌,而开窗通风以后,只有5 800多个病菌了。所以,产妇在月子里应注意把窗子适当或定时打开,换换空气,尽量保持房间内空气新鲜。只是产妇的床位,要放在既不直接被风吹,又能呼吸到新鲜空气的地方。阳光有消毒作用,如果床位还能晒到太阳那就更好了。在夏季伏天坐月子时,产妇的床位尤其需要既不受风直吹,又能保持室内空气流通新鲜,要根据情况适时调节室内温度,以免母婴中暑或受凉。

64. 为什么"冬不坐石"

我们都有这样的经验,在夏天,水泥地、石头、沙子被太阳一晒,就热得烫手。冬天气温低,用手摸沙石就感到冰凉得很。原来沙石和水泥板之类的物体具有吸热快、散热也快的物理特性。因此,冬天如果坐在冰凉的石头上面,屁股和石头的接触面相当大,石头的传热能力又很强,人体的热量就很容易通过石头传散跑掉。

再说,人坐着时,下半身是放松的,尤其是下肢肌肉均处于松弛状态,肌肉活动少,血液循环减慢,产生的热量也少。若此时再散热快,显然对身体是有害的。也就是寒气容易上身,而寒气入体,则人的气血就会出现凝滞沉涩的现象,导致许多疾病的发生。所以"冬不坐石"是有一定科学道理的。

65. 冬天肚子容易饥饿是不是有病

冬天一日三餐,饭吃得不少,但不久又感到肚子饿了。这是不是胃不好或有其他病呢?不是的。吃饭主要是为了供应身体热量。维持人体热量的来源是食物中所含的碳水化合物、脂肪和蛋白质。一般人在24小时内由食物产生的热量,可供烧开35公斤以上的水。有人将"人热"比拟为一个146瓦左右的恒温产热器,其散发的热量约相当于一个500瓦的白炽灯泡。夏天天气热,气温较高,为了使体内的热量不至于积累得太多,胃的活动就相应减慢。这样,在夏季,人的食量就少一些,胃口也就小了。

相反,冬季,人生活在低温环境里,体内的热量散失就多，消耗的这些热量，必须依靠进食和加以消化、吸收来补充。同时，外界的寒冷，还能刺激和加强内脏的活动，也会消耗一些热量。可见，如果吃得不多，就不能维持身体热量的平衡。所以，冬天容易肚子饿，是人体的正常生理机能的反应，而不是病。

66. 为什么不宜饮酒御寒

天寒时，人们常常喝上几杯酒，来暖和身子，认为饮酒可以御寒。

一般说来，喝酒可使呼吸加快、血管扩张，血液循环的速度随之加快，热量消耗增加，由于热量要通过皮肤散失，所以体热就集中到体表来了，便使人感到身上热乎乎的，同时，酒里含有酒精，饮酒后导致神经出现短时的兴奋，口腔和咽喉黏膜也出现轻轻颤动。这样，全身就有一种温暖和舒适的感觉，实际上，这是调节体温的中枢发生紊乱的前兆。特别是喝酒多时，引起体温调节功能失调，热量丧失增多，这时胃受酒精的麻醉，功能也明显下降，人体产热功能减弱。而御寒一是要进食有营养的食物，增加热量；二是要加强保暖。若是单纯靠饮酒御寒，反倒越不耐寒。所以，不宜饮酒御寒。

67. 为什么冬季要谨防婴幼儿窒息

冬季，因为天气寒冷，不少父母生怕婴幼儿夜间睡觉着凉生病，常喜欢用被子或衣服蒙住婴幼儿的头。尤其是农村妇女，生怕婴幼儿睡觉时乱翻乱滚，蹬掉被子，常用被子把婴幼儿捆成一个筒，使孩子的手脚都不能动，怕孩子着凉再盖上些东西，这样孩子就容易发生窒息。稍不注意，还会将孩子憋死，是寒冷季节婴幼儿常见的事故。

窒息时，会造成呼吸障碍而引起身体内缺氧，很快出现低氧血症、高碳酸血症及酸中毒等。这即是窒息而死亡的原因。因此，父母们必须做到不让婴儿蒙头睡，更不能把婴幼儿捆起来，也不要睡着喂奶，以防堵塞孩子的口、鼻。此外，应母婴分睡，并做到随时注意观察婴幼儿睡觉的情况，这也是预防婴幼儿窒息的积极办法。

68. 冬天老年人如何预防低体温症

临床上把体温低于35℃的人，称为患有低体温症，它是老年人在寒冷季节容易发生的一种疾病。其一般症状是：浑身乏力、头昏眼花、食欲下降、肌肉僵硬、手脚冰凉、下肢浮肿等。严重的常有意识障碍、颈项强直、血压下降、心动过缓或心律不齐等症状。

人体的正常体温是36~37℃，高于37.5℃，则体温偏高，出现发烧。体温在36~35.5℃，就是过低温度；体温在35.5~35℃时，患者就会出现虚脱；体温在35℃以下，即为寒冷虚脱。进入冬季，老年人死亡率较高，往往以天寒引起的寒冷虚脱有密切关系。

老年人为什么容易发生低体温症呢？这是因为他们的机体已进入了不断衰老和退化的阶段，因而抵抗外界气候刺激的能力大为减弱，人体的保温能力也大大下降，产热供应不足。这样一来，冬季天冷，环境温度低或寒潮侵入骤然降温时，老年人就会由体内向外大量散失热量，血管受冷的刺激发生收缩，血流不畅或减慢，心跳减缓，血压下降。加之体温的突然降低，体内组织功能失调，新陈代谢功能也发生紊乱。本来老年人身体就很虚弱，自然抵御不了这些突如其来的变化，就可能生病以致死亡。

预防的办法是，入冬之后，老年人要根据自己的身体状况多到室外活动或做一些适当的锻炼；注意饮食营养，多吃一些产热量高的牛羊肉等食物；服药要遵医嘱，避免使用如冬眠灵等抑制大脑体温调节中枢的药物；要注意穿、盖轻软而又保暖性好的衣被；卧室要定期通风换气，保持室内干爽；室内温度低于18℃，要注意取暖保温，外出要把衣服穿暖和，最好戴上帽子。

69. 寒潮来时为何会引起肢痛病

冬春季节，当寒潮到来气温骤降时，一些人（多见于青年，特别是女青年）突然发觉晚上双足灼热刺痛、肿胀发红或苍白。疼痛难眠时，将患肢露于被外，反倒觉得舒服些，或局部冷敷则减轻疼痛。患者手脚多汗，易生冻疮，还可伴有口苦、口干、疲倦乏力、手足沉重等症状，患者的舌头一般呈红色或黯红色，舌苔薄黄或黄腻，脉滑数或弦数，妇女还会出现月经不调。人们把这种病叫做红斑性肢痛症。

此病与气温的骤变有密切关系。例如：在28名被调查的患者中，发现其中由于寒潮侵袭、气温骤降而发病的占89.4%。气温突然降低，中枢神经功能紊乱，血管运动功能失调，肢端小动脉和末梢毛细血管遇冷收缩，造成血流不畅，这样就产生了刺痛、红肿症状。

另外，据统计，经常穿胶鞋者易患此病。这是因为胶鞋不透气，鞋内比较潮湿，也是造成红斑性肢痛病的一个温床。

知道了本病的起因，就可以采取相应措施进行预防。如遇到寒潮降温天气时，要注意保暖，防止寒从脚起。同时，要经常保持室内干爽通风，并尽量少穿胶鞋，宜穿透气性能良好的布鞋等，做到经常洗脚和鞋袜。一旦患上该病，要积极就医，也可用下列方法外治：抬高患肢，冷敷患部；把鲜马齿苋捣烂如泥状外搽或用双柏散或金黄散水调外搽；当归尾、毛冬青、乳香、没药各30克，红花15克，水煎，待温或冷后浸泡患肢。

70. 冬季怎样防治烂嘴角

冬季，有些小孩的嘴唇和嘴角容易干燥，常用舌头去舔，因而嘴角和嘴唇处的皮肤就会发红，甚至横形开裂出血，从而引起细菌感染，发生小脓疱或白色糜烂等症状，群众称此为上火，也叫烂嘴角，医学上叫口角炎。

冬季气候干燥，天气寒冷，是引起口角炎的主要原因之一。气温在4℃以下，空气湿度较小的冬、春季节，我国北方得此症的患者较多。预防口角炎主要是保持嘴角、嘴唇的皮肤滋润，若感染严重，应到医院诊治。另外，患这种病的人，要少吃辣椒（尤其是坛子腌过的）等刺激性食物。日常饮食上多吃瘦肉、蛋黄、豆类、水果及新鲜蔬菜，可以预防此病，对于那些由于肠胃消化不良，影响吸收功能而缺乏维生素B_2（核黄素）的人，更为有效。因为这些食物中维生素B_2含量较多，而维生素B_2具有保护皮肤黏膜的作用。另据介绍，用蒸饭时形成的蒸馏水抹于患处，也有较好的效果。

71. 为什么会生冻疮，怎样防治

冻疮是由冬季严寒侵袭引起的一种常见的皮肤病，多发于脚跟、趾背、手背、手指、面颊、鼻尖、耳等血液循环不良和身体外露的部位。发病时先是出现紫红色硬块,继而浮肿,有痒、胀和烧灼感。进一步发展可在红斑上出现水疱,水疱破后形成糜烂,易引起感染。严重时可使组织坏死,形成溃疡。

发生冻疮的部位,都是在离心脏较远的血管末端,并经常露在外面或保暖不良。冬天受寒冷的侵袭,皮肤表面的毛细血管收缩,血液流动缓慢,但皮下血管仍然向这个地方连续不断地输送血液,于是就发生充血,使皮肤发红变紫,慢慢就成了冻疮。

对于冻疮,只要重视预防,是可以避免发生的。而且,预防比治疗更为重要,尤其是患过冻疮的人。预防冻疮要抓住五项要领:①练,平时积极进行耐寒锻炼,增加抗寒能力;②动,经常活动手脚,用手轻轻揉搓容易冻伤的部位至微热为止;③干,经常保持衣服、鞋袜的干净和干燥;④热,搞好保温、取暖,饭食要注意保证足够的热量;⑤勤,要勤用热水洗手、脚等易受冻部位,根据气温变化及时增减衣服,易生冻疮的人,出门要穿厚袜和棉鞋及戴手套和有护耳的棉帽。

对已被冻伤的人,最好找医生及时治疗,千万不能用火烤受冻的部位,否则会因火温较高,使冻伤部位的温度突然升高,组织细胞活跃起来,这就需要更多的营养物质,可是,冻伤部位的血管淤血、血流不畅,一时无法为组织提供所需的大量营养物质,致使被冻伤的局部组织严重缺乏养料,造成冻伤溃烂,反倒加重伤势,更难以治愈。

若已患冻疮,但尚未溃烂,也可尝试采取下列方法治疗:①冻疮初起时,用热醋涂抹,醋干后,再行涂抹,一日数次;②用热盐水浸泡患处 15 分钟,连续一周;③每晚用热水洗患处后,取香蕉去皮,用香蕉肉擦涂皲裂处,涂擦后不要洗患处,每天 1~2 次,坚持数天;④将萝卜切厚片,煮熟趁热贴敷患处,凉后更换,连敷 3~4 天。

72. 为什么会得雪盲

当太阳照在皑皑的白雪上,便反射出强烈而耀眼的光芒。眼睛长时间受到这种强光的刺激,眼内便产生异物感,好像有沙子一样难受,继而结膜出现充血、水肿和疼痛,并伴有怕光、流泪和刺痛的症状,严重时可发生短时性失明,这就是雪盲症,又叫日光性眼炎。

其实,叫雪盲并不恰当,因为雪本身不能造成视力障碍,而是太阳光中的紫外线对人的眼睛有伤害作用。正常情况下,地球表面的紫外线只占太阳光的 1%~2%,对人体是无害的。但是在雪地、冰川等反射强烈的情况下,地球表面太阳光中的紫外线就高达 5%~6%,当它射入眼睛时,大部分被眼的角膜和结膜所吸收,引起角膜上皮脱落,结膜充血水肿,因而便产生暂时性视力障碍。雪盲的发生与天空云量的多少和云的种类,以及太阳高度角的大小有密切关系,在云量占天空的十分之二以下及太阳高度角较高的情况下,最容易引起雪盲。

雪盲一般症状轻的,经 2~4 小时能自行好转恢复;重的需要 6~7 天才能复原。预防雪盲的方法很简单,只要在冰天雪地里活动时,戴上有色眼镜来保护或放低帽檐、眯着眼睛,都能收到较好的效果。此外,雪后外出前后可服用一些维生素 A 胶丸或鱼肝油、维生素 E、复合维生素 B 等药片;在饮食上可多食些动物肝脏、胡萝卜、番茄、洋葱、木耳等。如已发生雪盲，可用冷敷来减轻疼痛；或搽用抗菌素眼药膏和服用止痛消炎药来防止继发性感染；严重者要及时到医院治疗。

73. 冬季为什么易发生急性鼻炎，怎样防治

鼻炎是鼻腔黏膜炎症，有急性和慢性两种类型。急性鼻炎与普通感冒有关，也可能与某些呼吸道急性传染病的症状相似，主要表现为鼻塞、流涕。屡发患者可转为慢性。多因灰尘、化学物质和天气剧烈变化等刺激引起，特别是天气转阴雨或寒潮冷空气来临时，人受了凉，鼻子就不通气了。

冬季气温低，冷空气刺激鼻黏膜后，使鼻黏膜下的血管迅速膨胀，引起黏膜红肿，造成鼻腔堵塞。同时，随着鼻腔黏膜的肿胀，鼻腔内黏性分泌物增多，又促使鼻塞进一步加重。这样一来，当人体受凉、感冒时，自身抵抗力降低，存在于鼻咽部的链球菌、葡萄球菌等细菌，就乘虚而入，使局部感染而形成急性鼻炎。

由于鼻咽部处于"交叉路口"，所以急性鼻炎很容易引起中耳炎、咽喉炎、气管炎、鼻窦炎等并发症。因此，在冬季，特别是遇到寒冷天气或由于北方冷空气的侵入而降温时，要注意避免受凉，平时要加强锻炼，提倡用冷水洗脸或冷水浴、日光浴，以提高身体的抵抗能力。"感冒"流行期间应避免与病人密切接触，尽量不出入公共场所，并注意居室通风，也可适量服用板蓝根进行预防。

74. 冬天为何易出现上呼吸道感染，怎样预防

冬季上呼吸道感染后，容易引发许多呼吸道疾病，如气

管炎、哮喘、鼻炎、流感、流脑、麻疹、白喉、百日咳、猩红热、腮腺炎等。这些传染病都有一个共同的特点，就是引起疾病的细菌或病毒是由于咳嗽、打喷嚏及说话时排出的唾沫星子传到空气中，健康人吸入了这种空气飞沫后，就可能被传染得病。

为什么冬天容易出现上呼吸道疾病呢？这是因为冬季天气冷，人们集中在室内活动的时间多，彼此间增加了接触的机会。同时，为了防寒，室内的门窗紧闭，空气不流通，也就容易互相传染。并且，这些病菌、病毒，又都喜欢阴暗，怕见阳光，而冬季，日照时数少，太阳辐射弱，有利于病毒、病菌的生存和传播。

再一个重要的原因是，冬天常受寒潮影响而出现明显降温，而人们的上呼吸道直接接触冷空气，极易受寒冷刺激。一旦受到寒冷刺激，就会使呼吸系统黏膜的穿透性降低，毛细血管收缩，免疫物质的分泌减少，纤毛活动的频率降低，这些都会使呼吸道的抵抗力减退，自卫功能削弱。同时，冬季又是取暖季节，空气中烟尘、二氧化硫等增多而加重空气污染，也加剧了呼吸道的障碍。所以，冬季容易发生上呼吸道感染，呼吸道疾病也就多集中在冬季。

对于呼吸道疾病的预防，可以归纳为五点：①注意锻炼身体，增强体质和防病的能力，减少细菌侵入的机会；②根据天气变化，随时增减衣服，避免着凉；③要搞好个人卫生，保持室内空气新鲜，经常开窗通风换气，以便多呼吸清新空气，避免空气、飞沫传播；④要多晒太阳，杀死病菌、病毒；⑤到公共场所要戴口罩，尽量不与患者接触，并经常给食具消毒。此外，经常吃些大蒜等，也有一定的预防效果。

75. 为何气温突降时糖尿病加重

糖尿病是一种常见病。据研究，此病与突然降温关系十分密切，每当冷空气来临时，糖尿病患者的病情往往会加重。这是因为在突然降温的当天或次日，患者的尿糖出现增多的症状，并且肝糖输出异常，肌肉对血中葡萄糖的摄取与贮藏减少。同时，糖尿病人由于胰岛素缺乏，失去与肾上腺素对抗的作用。一方面，肌体的新陈代谢随之降低，对糖的利用也减少，因此，血糖升高，尿糖增多。另一方面，患者又多兼有动脉硬化、冠心病等疾病，寒冷刺激血管收缩，周围阻力增加，动脉平均血压升高，心肌需氧量也随之增加，患者因冠状动脉狭窄而导致心肌缺氧较多，致使病人感到气短、胸闷，这些症状反过来又会加重糖尿病。

知道了气温突降的天气会加重糖尿病患者的病情，还需要对糖尿病做进一步了解，以便治疗和预防。糖尿病是由于人体内一种称之为胰岛素的、具有降低血糖等多种功能的激素，因各种原因而引起绝对缺乏或相对不足所导致的一种疾病。该病以众所周知的"三多一少"（多尿、多饮、多食、体重减轻）为主要特征，并且可引起多种并发症，严重时可致残、致死。该病发病率有上升趋势，认为与现代人们体力活动减少，肥胖者增多，生活中工作、学习、竞争及社交诸方面压力增加，平均寿命延长，饮食成分由高糖转为高脂、高蛋白及许多较常见的传染病、寄生虫病和营养性疾病等逐渐被控制或消灭等因素有关。同时，随着新农村建设的大步迈进和奔小康步伐的加快，体力劳动势必日益减轻，生活水平的提高将导致饮食习惯的改变，加之人口老龄化和诊断及检验水平等，农村糖尿病发病率上升可能还要急骤些。

糖尿病的治疗最基本的是饮食疗法。饮食调节得当，轻症者可以不需用药便可得到控制，就是重患者也会使用药量减少。反之，忽视饮食治疗或调节不合理，会使病情失控，加速病情恶化。但是，目前农村对糖尿病患者如何调节或控制饮食的科学知识的宣传还不够普及，仍只满足于"少吃糖"或"减少食量"等办法，有时反倒有害无益。下面就糖尿病患者如何调节饮食的问题进行探讨。

第一步，计算标准体重（千克）＝身高（厘米）－105。如某人身高160（厘米），其标准体重应是160－105＝55（千克）。

第二步，计算所需热量。所需热量因劳动强度不同而异：脑力劳动者每日每千克体重需热量25大卡；轻、中度、重体力劳动者每日每千克体重需热量分别为30，35，40大卡。如上例从事轻体力劳动，即每日所需热量为55（标准体重）×30（轻体力劳动）＝1 650（大卡）。

第三步，分配食物比例。食物营养分三大类：蛋白质、脂肪和醣（不是砂糖的糖，而是碳水化合物的总称），三大营养素的分配：蛋白质占总热量的15％，脂肪占30％，醣占55％。可计算出上两步所计算之人的食物需要量：①蛋白质所占热量＝1 650（大卡）×15％≈248（大卡）。因每克蛋白质产生4大卡热量，故需蛋白质数量为248÷4＝62（克）；②脂肪则为1 650×30％＝495（大卡），因每克脂肪产热9大卡，故需脂肪量为495÷9＝55（克）；③醣类则为1 650×55％≈908（大卡），因每克醣产热4大卡，故需醣量为908÷4＝227（克）。

故得出，该人每日需蛋白质62克，脂肪55克，醣227克。

第四步，选择和计算具体的食物。这一步比较复杂，因为每种食物都含有不同含量的三大营养素，再加上每位患者口味不尽相同，在计算上要照顾到食物分配和个人口味习惯，但只要认真动脑筋，多做几次计算，时间长了就会熟练的。

首先，学会查食物成分表（见下表）。

食物成分表(以每 100 克食物计)

食物名称	蛋白质(克)	脂肪(克)	醣(克)	热量(大卡)
瘦猪肉	16.7	28.8	1.1	330
瘦牛肉	20.2	6.2	1.7	143
鸡肉	23.3	1.2	—	104
鸭肉	16.5	7.5	0.1	134
鹅肉	10.8	11.2	—	144
草(鲩)鱼	17.9	4.3	0	110
扁鱼	18.5	6.6	0	133
河虾	17.5	0.6	0	75
鸡蛋	14.8	11.6	0.5	166
韭菜	2.4	0.5	4	30
生菜	1.2	0.3	2	16
包心菜	1.3	0.3	4	24
白菜	1.1	0.1	2	13
萝卜	0.6	0	6	26
冬瓜	0.4	0	2	10
黄瓜	0.8	0.2	2	13
花生油	0	100	0	900
橙、梨	0.6	0.1	9	39
大米	6.7	0.9	78	347
面条	7.4	1.4	57	270
黄豆	36.3	18.4	25	411

其次，选出所要吃的食品。先按第三步各种营养所得热量数，从表中查出该食物每 100 克的热量进行分配，求得所

要吃的食物的大约数量。然后，统计一下几种食物中的蛋白质、脂肪和醣所含的热量是否与第三步所计算出的值相近，若相近（不一定相等）则可用，若相差太多则需要再进行调节，其中脂肪宜少不宜多。

第五步，订出全日食谱后，按个人习惯分3或4餐，一般早餐占1/5，午餐和晚餐各占2/5。也可平分。

最后一步，采用按上述方法计算出的食谱一段时间后，根据身体反应稍为修正：①原来超标准体重的适当减少，体重不足者适当增加。减少和增加幅度大约是总热量的5%～10%。②要定期测量体重。治疗过程中若体重增加超过标准体重，则应减少总热量；若体重减轻低于标准体重，则宜增加热量。③若按计算食谱进食，仍感饥饿，可以适当增加蔬菜量（但不能增加花生油），以便增加饱感。

76. 寒冬腊月为何要防中风

中风是中医学对急性脑血管疾病的统称。它与恶性肿瘤和心脏病，并称为当前世界上三大死亡率最高的疾病。近年来，发现中风与天气、气候等有极为密切的关系，认为天气、气候是诱发中风的一个重要因素。这是为什么呢？

首先，冷空气的寒冷刺激及空气中的臭氧，容易引起血管痉挛，促使脑部血压剧烈变化，导致血管闭塞，造成远端脑组织缺氧、坏死、脑水肿，使血管易于破裂而发生脑溢血。同时，冬季空气干燥，身体表面水分蒸发快，可引起血液黏稠度增加，血流缓慢，血液中的血小板和纤维蛋白质容易沉积，阻塞血管，使人体发生缺血而引起中风。再说，中老年人体内产热量较低，对寒冷的适应能力差，有高血压、动脉硬化和心肌梗死等疾病的患者，心血管机能失常，调节能力更差，因此容易出现血管舒缩功能障碍，引起血压突然升高，造成脑血管破裂。

知道了中风与气象的关系，就可以从这方面加以预防。主要是加强防寒锻炼，坚持长年用冷水洗脸，冬季衣服不要穿得过厚，还要及时根据天气变化增减衣服。另外，人体在维持细胞和组织间输送营养、排出废料等新陈代谢过程中，都需要水分调节，所以要多喝水来补充水分。中老年人或体胖的人，无论在冬季还是夏季，都应多喝水，以保持有足够的水分。

中风一般是有预兆的，如突然感觉一侧肢体麻木、无力、颤抖、抽筋、持物不灵活、走路不稳、出现腾云驾雾的感觉，还有吐字不清、词不达意、眼冒金花和眼前出现黑点等，常是中风病的前兆。发现上述症状，应及时就医治疗。

对中风患者的日常护理要注意：床褥不可太软；病人要用3～4个枕头来保持正确的睡姿；若病人没有肩痛及其他不适，尽量使患者侧卧在患侧的一边，以使病人更注意患侧的肢体及增加触感。还要知道，一旦家人患有中风，不是住进医院，吃上药、输上液就万事大吉了，更重要的是对病人进行早期的、持续的康复训练。

五、其　他

77. 水土不服是怎么回事，可以预防吗

有些人刚到一个新地方生活，特别是当纬度、经度或海拔高度相差较大时，常有不舒适的反应，甚至出现腹泻、头晕、头痛、胃口不佳等症状，群众称这种现象为水土不服。

引起水土不服病症的原因，主要是换了地方，换了个气候环境的缘故。如生活在低海拔地区的人，换到 3 000 米以上的高海拔处居住，就会因为气压低和氧气减少而引起呼吸次数和脉搏次数增加，随后出现头痛、倦怠、鼻出血、反应迟钝等症状。有时即使是新的环境距离原地不太远，也会由于地形气候，甚至因小气候的差别，引起水土不服。例如：湖南省安化和沅江两地，相距不过 100 多公里，因修水库有许多人从安化县山区迁移到沅江市湖区定居。初建家园时，就有一些人出现过胸闷、腹胀等症状。有意思的是，16 年以后，适应了湖区湿闷的气候，回安化老家探亲时，却对山区阴凉的气候环境不适应了。可见水土不服从某种意义上来说，是对气候环境的一个适应过程。

有些环境病学者指出，引起水土不服的另一个重要原因，是由于不同地方的食物和饮用水中，所含矿物质不同的缘故。

如果单纯是由气候原因引起的水土不服，只需适应一段时间就会自然而然习惯的。如果是由于各地水土中所含的化学元素的成分与含量不一样而引起的反应，则可带一些原住

78. 煤气中毒是怎样发生的，如何防止

煤或木炭等在燃烧时，不仅放出热量，同时也放出有毒的二氧化硫和一种毒性很强的一氧化碳气体（即煤气）。空气中一氧化碳的含量达到 0.4% 时，就会使人在几分钟之内中毒死亡，这就是煤气中毒。

寒冬到来，有些人喜欢在密不透风的室内生火取暖，这是最容易发生煤气中毒的。煤气中毒与外界气象条件有着十分密切的关系。在天气冷暖转换的日子里，特别是风速不超过 2 米/秒，气压有明显下降，烟囱冒出的烟不上升而扑向地面的回暖之夜，最容易发生煤气中毒。这是因为气压下降时，炉火不旺，产生的煤气多，再加之风力不大，冒出的烟不容易扩散，甚至风向与烟囱朝向相对时，还会发生逆流倒烟。一般来说，气压高、近地面气温低、风力小、相对湿度大、近地面存在逆温（即温度随高度的增加而增加）时，极易发生煤气中毒。其原因在于，积压在空气低层的有毒气体和污染物质不易扩散和稀释，从而使一氧化碳散发不出去。此外，在北方地区，烟囱内壁常因烟垢或挂冰积雪，使烟道不够通畅，也会使煤气排不出屋而发生中毒。

预防煤气中毒，最要紧的是给煤气安排好出路，注意室内通风，要经常检查烟囱是否通畅、是否漏气，门窗上应装个风斗。此外，要注意收听收看天气预报，观察风向变化，防止倒风。在容易发生煤气中毒的天气条件下，应提高警惕。在一般寒冷地区，室内取暖的煤炉，也要把烟囱通出室外，经常打开气窗，让室内空气流通。睡觉时，不要使用火盆或炭缸取暖。

万一发现有人煤气中毒,应首先将门窗打开,把病人抬到空气新鲜、温暖的房里,并保持环境安静。轻者饮些热茶,做做深呼吸,多吸新鲜空气。重者若呼吸已停止,但心脏还在跳动时,应立即将患者衣服解开,按呼吸频率做人工呼吸,直到呼吸恢复正常为止。同时,要迅速请医生急救。

79. 怎样预防和避免遭受雷击

雷击对人的伤害,虽不是疾病所致,但它对人的威胁远比疾病对人的危害要惊人,常使人惊叹不已,甚至使人瞠目结舌,它常出现在辽阔的农村。1993年9月18日,福建省大田县文江乡大中村3户农家遭受了一次奇特的雷电袭击。这个小村庄坐落在山脚下,这天晚上8时许,天降倾盆大雨,一声炸雷,将一户农家玻璃震碎,室内衣橱被劈成两截,还将大门掀到2米之外;这道雷电又绕进另一家农户,将睡在床上的父子3人掀到屋顶而摔成重伤;更奇怪的是,这道雷电又进了第三家农户,将屋中大柱撕裂打歪;然后,又窜到相距50米远的一家棉被厂,将厂房两个电机烧毁而燃起大火。2006年6月27日,湖南省南县三仙湖同福村村民冯国强在自家鱼塘划船喂鱼食,突遭雷击,抢救无效死亡。2007年5月23日16时10分左右,重庆市开县义和镇兴业村小学突遭雷击,造成7名学生死亡,44名学生受伤。

雷击造成的人员伤亡和财产损失近年来逐年增长。据不完全统计,近三年平均每年全国发生的雷击灾害6 817起,且逐年有增多的趋势,2004年全国共发生6 594起,到2006年则超过7 000余起。雷击灾害的发生次数是南多北少,西北更少,从三年平均数据显示,每年广东省为1 400次左右,江南各省约600~700次,华中各省约300~500

次，东北约 50~100 次，西北和西藏约 10~30 次。

雷电伤亡事故是可以避免或减少的。当出现雷雨天气时，可以采取如下应急措施：一是注意关闭门窗，室内人员应远离门窗、水管、煤气管等金属物体。二是关闭家用电器，拔掉电源插头，防止雷电从电源线入侵。三是在室外时，要及时躲避，不要在空旷的野外停留。在空旷的野外无处躲避时，应尽量寻找低洼之处（如土坑）藏身或立即下蹲，降低身体的高度。四是远离孤立的大树、高塔、电线杆、广告牌。五是立即停止室外游泳、划船、钓鱼等水上活动。六是如多人共处室外，相互之间不要挤靠，以防被雷击中后电流互相传导。此外，专家还特别提示四点：一是农村楼房必须安装避雷装置，以防雷击灾害。二是在户外不要使用手机。在空旷场地不要打伞，不要把农具、羽毛球拍、高尔夫球杆等扛在肩上。三是对被雷击中人员，应立即采用心肺复苏法抢救。四是雷雨天气应尽量少洗澡，此时太阳能热水器用户切忌用其洗澡。

80. 溺水的应急抢救措施

溺水是指被水淹的人由于呼吸道遇水刺激发生痉挛，收缩梗阻，造成窒息和缺氧，需要紧急抢救。其应急抢救要点主要有四个方面：一是发现溺水者后，应尽快将其救出水面，但施救者如不懂得水中施救方法和不了解现场水情，不可轻易下水，可充分利用现场器材，如绳、竿、救生圈等救人。二是从水中救出溺水者以后，应立即将溺水者平放在地面，迅速撬开其嘴，清除其口腔（包括鼻腔）异物（如淤泥、杂草等），使其呼吸道保持畅通。三是应立即倒出（也可能进入腹内）其吸入的异物和水，其方法是将溺水者置于抢救者屈膝的大腿上，头部朝下，按压其背部，迫使其呼吸道和胃里的吸入物排出。四是如果溺水者呼吸停止或极为微弱时，应立即实施人工呼吸，必要时施行胸外心脏按压法。但一定注意，呼吸、心跳在短时间恢复后还可能有再次停止的情况，千万不可放弃人工呼吸，应一直坚持到医院救护人员到来。同时，应尽快拨打120急救电话进行求救。若溺水者意识丧失，则应将其置于侧卧位，并注意为其保暖。此外，未成年人不宜下水救人，应采取报警救助的方式。

81. 怎样避免泥石流和崩塌危害

泥石流和崩塌虽是地质和地震灾害，但气象要素中的暴雨，是一个重要的引发原因。强大的暴雨可引起山崩地塌、山洪暴发。山地沟谷中由洪水引起的携带大量泥沙、石块的洪流叫泥石流。泥石流来势凶猛，且常伴随山体崩塌，对农田、道路、桥梁及其他建筑物破坏极大，有时也会给人们的生命财产造成损失。

泥石流发生前是有迹象的：长时间的降雨或暴雨时或其之后，河流突然断流或水势突然加大，并夹有较多柴草、树枝；深谷或沟内传来类似火车轰鸣或闷雷般的声音；沟谷深处突然变得昏暗，并有轻微震动感等。若发现这些迹象，应立即观察地形，跳至沟谷两侧山坡或高地。

泥石流发生逃生时，要抛弃一切影响奔跑速度的物品。不要躲在有滚石和大量堆积物的陡峭山坡下，也不要停留在低洼地方，更不要攀到树上躲避。同时，在多雨季节，要加强对泥石流的预防：去山地户外时，要选择平整的高地，尽可能避开河（沟）道弯曲的凹岸或地方狭小高度又低的凸岸。切忌在沟道处或沟内的低平处搭棚休息住宿等。

预防崩塌危害还应提示如下：在夏汛时节，居住在山地的农民，在大雨或连续阴雨期间不要到沟谷的田内劳动，也不要在危岩、凹形陡坡处停留、穿行或避雨。山体坡度大于45度或山坡成孤立山嘴，若有明显裂缝，则容易形成崩塌。若崩塌堵流，可形成天然坝，造成水灾。

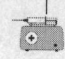

82. 如何预防农药、食物等中毒

为了消灭农作物的病虫害，农药就成了农村常备常用的药物，统称为有机磷农药，它对人体也有一定的毒性，能通过呼吸道、消化道或皮肤进入人体，引起一系列中毒现象，这就是有机磷农药中毒，简称农药中毒。农药中毒如不及时抢救，死亡率极高。农药中毒从程度上讲分为轻、中、重三种情况，从方式上讲分为施洒、误食、自食三个方面。

施洒农药时，要换上工作服，戴上口罩。同时要站在上风方向，尽量避免药液吹进眼内和口、鼻里。施洒过程中或一段时间后，如感到有想呕吐等不适感时，应立即停止施洒，迅速离开现场，转换到空气新鲜、通风处。稍息后回家更换衣物，用清洁水洗脸、洗手（水田作业者则要洗脚和腿）。如眼内稍有污染者，可用清水至少持续冲洗10分钟；稍有呕吐感者，可进行催吐、洗胃。

一旦发生农药中毒（包括误食、自服），应立即拨打120电话呼救，迅速送往医院抢救和进行后续治疗，防止病情反跳或出现并发症。同时，病人或周围人员尽可能向医务人员提供引起中毒的农药的名称、剂型、浓度等，以便争取时间抢救。对未及时送达医院抢救者，要确保中毒者呼吸道畅通，可取其头侧位，防止分泌物或呕吐物堵塞气管引起窒息，必要时要吸出其口腔内及咽喉部的分泌物。对昏迷者尤应如此。

对于农药生产车间等人员聚集的地方发生毒气中毒事故,救助者应戴好防毒面具后才能进入现场施救。

此外,农村常见的还有食物中毒和亚硝酸盐中毒等。

食物中毒是指人摄入了含有毒有害物质的食物或把有毒有害物质当做食物吃了后出现的非传染性疾病,可分为细菌性食物中毒、真菌性食物中毒、化学性食物中毒、残留农药粮、菜及瓜果(特别是青菜、瓜果之类)食品中毒等。因此,专家提示:切忌在收割前一段时间向五谷粮食类作物打高效农药,蔬菜瓜果施洒低效农药后要稍等几天才能采摘食用;不吃不新鲜的或有异味的食物;不要自行采摘蘑菇、鲜黄花菜或不认识的食物食用;扁豆一定要炒熟后再吃;不要吃发芽的土豆;生、熟食物要分开存放,水产品及其肉类食品应炒、煮熟后再吃;饮用有明显标志的瓶装饮料等。如发现食物中毒病人,应立即送往医院抢救,切不可自行乱服药物。

亚硝酸盐中毒事件几乎常有发生,目前所发生的亚硝酸盐中毒事件的原因,大多是将亚硝酸盐误当食盐食用,少部分是食用尚未腌制成熟或已经变质的腌菜及其他含有亚硝酸盐的食物、水导致的中毒,此类中毒一般症状较轻,但也有因亚硝酸盐中毒而死亡的个例。如发生此类中毒,应使病者处于空气新鲜、通风良好的环境中,注意保暖。进食时间短的可以用筷子或手指等轻轻刺激咽喉部,诱发呕吐。如病情严重,应速送医院进行抢救。为了预防亚酸硝盐中毒,在买食用盐时,只购买正规商场出售的小包装食盐。"工业用盐"通常含有亚硝酸盐,不能当食用盐。也严禁两种盐混放在一起。包装或存放亚硝酸盐的容器应有醒目标志。不食用腐烂变质蔬菜或尚未腌透或已变质的蔬菜。含有亚硝酸盐的食物有苦涩感,对有苦涩感的食物应谨慎食用。

83. 怎样预防触电

随着农村机械化和家庭用电的普遍,触电事故也多有发生。电流是通过导线(电线)传递的,电流对人体的损伤主要是电热所致的灼伤和强烈的肌肉痉挛,影响到呼吸中枢及心脏,引起呼吸抑制或心跳骤停。严重电击伤可致残,直接危及生命。因此,农村用电知识的宣传普及十分重要。

触电的应急要点:

一旦发现有人触电,应立即断开电源开关或拔掉电源插头,若无法及时断开电源,可用干燥的竹竿、木棒等绝缘物挑开电线,使触电者迅速脱离电源。但千万不可用身体接触带电者,也切勿用潮湿的物件搬动触电者。

将脱离电源的触电者迅速移到通风干燥处仰卧,并将其上衣和裤带放松,观察其有无呼吸,摸摸颈动脉是否有搏动。若呼吸和心跳都已停止,应在做人工呼吸的同时,实施心肺复苏抢救,并及时拨打120电话求救。

农村用电还应注意的是:切勿用湿手拔、插电源插头,不要用湿布拭擦带电的灯头、开关、插座等;禁止在电线杆拉线上栓家畜、系绳子、晾衣物等;电器如果着火,一时无法扑灭时,应迅速拨打"119"电话报警;电力部门事故应急抢修电话号码全国统一为95598。此外,10,35,110,220和500千伏设备不停电的安全距离分别为0.7,1.0,1.5,3和5米,应注意远离高压设施。

84. 怎样预防狂犬病

狂犬病是一种由狂犬病毒引起的急性传染病，一旦发病无法治愈，病死率达100%。狂犬病的典型症状是发烧、头痛、恐水、怕风、四肢抽搐、喉肌痉挛、牙关紧闭等，并疯狂挣扎惨死。

对狂犬病的应急要点是：若被狗、猫等动物咬伤和抓伤，首先要挤出污血，用3%～5%的肥皂水反复冲洗伤口；然后用清水冲洗干净，冲洗伤口至少要20分钟；最后涂擦浓度75%的酒精或者2%～5%的碘酊。只要未伤及大血管，切记不要包扎伤口。更应注意的是，要立刻到防疫部门接种狂犬病疫苗。第1次注射狂犬病疫苗的最佳时间是被咬伤（抓伤）后的24小时内；之后，第3天、第7天、第14天、第28天再各注射1次，共注射5次。如果一处或多处皮肤形成穿透性咬伤，伤口被犬的唾液污染，必须立即注射疫苗和抗狂犬病血清。

还要注意的是：人被狂犬咬伤后，应向当地公安部门报告；养犬人应按照规定为犬接种疫苗；要配合卫生、公安和农业部门落实狂犬病预防控制措施；同时，要将攻击人的动物暂时隔离，立即带到附近的动物医院诊断，并向动物防疫部门报告。此外，当发现狗、猫等动物出现精神沉郁、喜卧暗处、唾液增多、后身躯体软弱、行走摇晃、攻击人畜、恐水等症状，要立即送往附近的动物医院或乡镇兽医站就诊。

85. 如何预防鼠疫和流行性出血热

对于鼠疫和流行性出血热等疾病的预防：若家中发现有

不明原因的死鼠,应立即向所在地疾病预防控制中心报告;发现有死老鼠应深埋或焚烧,接触死鼠时应戴手套或使用器具;家中食物不要裸露摆放,以防老鼠的分泌物将食物污染;在田野耕作时要注意灭鼠,避免与鼠类及其排泄物、分泌物接触;同时,要经常性地开展灭鼠(灭蚤)行动。这是由于鼠疫和流行性出血热的发生,与老鼠有密切关系的缘故。

鼠疫是一种严重威胁人类健康和生命安全的烈性传染病(俗称1号病),其病原体耶尔森菌多见于老鼠(蚤),特别是病鼠死鼠所携带。鼠疫病的症状表现为突然发高热,伴有颜面潮红、结膜充血、恶心呕吐、头及四肢疼痛、皮肤和黏膜出血。继而可出现意识模糊、语言不清、步态蹒跚、脏器衰竭和血压下降等。如人体出现上述症状,应立即送医院就诊。一旦确诊,立即将病人隔离,并由专业人员对病人用过、接触过的物品及房间进行消毒。一旦疫情发生后,无关人员严禁进入疫区。

至于流行性出血热,也是一种由老鼠传播的汉坦病毒所引起的自然疫源性疾病。其早期症状是发热,三痛(头痛、腰痛、眼眶痛),三红(颜面红、颈红、上胸部潮红),皮肤和黏膜出血及肾脏损害等。如这些症状出现时,应立即送医院就诊,一旦确诊,其病应急方法如鼠疫一样。

86. 怎样正确对待高血压

高血压病是内科常见病多发病之一。我国目前约有1.6亿以上高血压患者,它已成为中国人健康的"第一杀手"。高血压通常没有症状,少数人可能有头痛、头晕或鼻出血等症状。有无高血压或血压升高的程度与症状有无或症状程度并不平行。不少病人即使患高血压多年，甚至血压很高，仍然不会感到不适。所以，高血压的危害在于它是"无声杀手"，大多数的高血压是在体检或因其他疾病就医时发现的。一旦发现，不论轻重，都应尽早治疗。

近20年来，在我国高血压的发病率几乎增加了一倍，由高血压引发的心脑血管疾病的死亡率已排到所有疾病死亡率的第一位。它严重地危害人们的身体健康和生命，不仅是一个独立的疾病，同时又作为心脑血管疾病的重要危险因素，导致心、脑、肾、血管、眼底的结构和功能的改变和损害，引起相关疾病的发生。

高血压病因不明，而与发病有关的因素主要有：发病率有随年龄增长而升高的趋势，40岁以上者发病率高；肥胖者发病率高；遗传明显，约有半数高血压患者有家族史；吸烟、饮酒和摄入食盐量多者发病率也高；有噪声的工作环境和过度紧张的脑力劳动者均易发生高血压。此外，天气气候变化，特别是寒冷天气不仅会诱发高血压，而且还会使患者病情加剧。因此，要注意收听收看天气预报，寒冷天气出现时，要做好保暖工作。

要想知道有无高血压，到医院检测血压即知。如成人收缩压大于或等于140毫米汞柱和/或舒张压大于或等于90毫米汞柱为高血压。高血压的治疗方法有一般治疗、降压药物治疗和康复治疗。多种方法相结合，可以更好地降低血压，减轻症状，稳定疗效，同时还可减少药物用量。康复治疗还有助于改善心血管功能及血脂代谢，防止血管硬化，减少脑、心、肾并发症。康复治疗有功能调整与锻炼两个方面，具体方法有气功疗法、太极拳、步行、医疗体操、按摩和理疗等。

高血压患者除在医生指导下合理用药外，还要注意合理膳食。

高血压患者的适宜食品有：米饭、粥、面类、葛粉、汤芋类、软豆类等碳水化合物食品；牛肉、猪瘦肉、白肉鱼、蛋、牛奶、奶制品和大豆制品等蛋白质食品；植物油、沙拉酱等脂肪类食品或少量奶油；维生素和矿物质食品有蔬菜类（如菠菜、白菜、胡萝卜、番茄、南瓜、黄瓜、茄子等）和水果类（如苹果、橘子、梨、葡萄、西瓜等），海藻类和菌类宜煮熟才吃；其他食物有淡香茶和酵母乳饮料。

应忌食品有：碳水化合物如蕃薯、干豆类和味浓的饼干类；蛋白质类如牛、猪的五花肉，排骨，鲸鱼，鲱鱼和加工的香肠等；脂肪类如动物油、生猪油、熏肉和油浸沙丁鱼等；其他食品如香辛科（辣椒、咖喱粉）、酒类饮料、盐浸食物、酱菜类和咖啡等。

高血压病人的饮食方法也有讲究，首先是少食多餐（每日三餐或其以上），避免过饱，同时应注意食物低盐、高钾，补钙、补铁，要多吃新鲜蔬菜和水果，宜饮用天然矿泉水、泉水、深井水和硬水。

87. 病毒性肝炎的预防

病毒性肝炎是由肝炎病毒引起的一种传染性疾病，分为甲、乙、丙、丁、戊 5 种类型。甲型、戊型肝炎一般通过饮食传播，毛蚶、泥蚶、牡蛎、螃蟹等均可成为甲、戊肝病毒携带物。乙型、丙型和丁型肝炎主要经血液、母婴和性传播。总之肝炎病毒的传播途径使人防不胜防,诸如通过带病毒者的粪便直接或间接污染食物经口传播;通过乘车、钱币、书籍、食物等物品间接接触传播;也可通过唾液、乳汁、精液、阴道分泌物、输血、注射等形式传播;还可通过蚊子、臭虫、跳蚤等吸血昆虫传播。所以,现在肝炎患者有日益增多的趋势。而部分慢性乙型肝炎患者还可能发展为肝硬化或肝癌。如若传染涉及胆囊感染,还可发展为黄疸型肝炎。

病毒性肝炎主要症状是身体疲乏、食欲减退、恶心、腹胀、肝脾肿大及肝功能异常,部分病人可能出现黄疸。乙肝、丙肝病毒携带者可能无任何肝炎症状。

有关专家认为,对肝炎的应急要点有如下6个方面:①肝炎病人自发起之日起必须进行3周的隔离;②从事食品加工和销售、水源管理、托幼保教工作的肝炎病人,应暂时调离工作岗位;③对肝炎病人用过的餐具要消毒,在开水中煮15分钟以上;④不要与肝炎病人共用生活用品,对其使用过的或接触过的公共物品和生活物品要进行消毒;⑤如与肝炎病人共用同一个厕所,要用消毒液或漂白粉对便池消毒;⑥不要与乙型、丙型、丁型肝炎病人及病毒携带者共用剃须刀、牙具,不要与乙肝病人发生性关系,如发生性关系时,要使用避孕套。

专家还提示如下4点:①养成用流动的水勤洗手的好习惯;②生、熟食物要分开放置和储存,避免熟食受到污染;③食用毛蚶、牡蛎、螃蟹等水产品,须加工至成熟透再吃;④生吃瓜果、蔬菜要洗净,更不要喝生水。

参 考 文 献

韩国良. 2006. 农村常见病与卫生常识问答. 北京：中国农业大学出版社

周明. 2005. 秋收之时防"谷疮". 农机具之友，(4)：60